"十二五"职业教育国家规划立项教材

国家卫生和计划生育委员会"十二五"规划教材
全国中等卫生职业教育教材

供康复技术专业用

言语疗法

主　编　朱红华　王晓东

副主编　温优良　欧阳静明　谢　谨

编　者（以姓氏笔画为序）

王晓东（深圳市第二人民医院）
方林梅（桐乡市卫生学校）
朱红华（珠海市卫生学校）
李立国（郑州市卫生学校）
李婉莹（郑州树青医学中等专业学校）
邱　波（漳州卫生职业学院）
张国栋（湖北省咸宁卫生学校）
陈涌标（珠海市香洲区人民医院）
欧阳静明（广州医科大学卫生职业技术学院）
袁旭美（江门中医药学校）
温优良（赣南医学院附属康复医院）
谢　谨（湖北省十堰市太和医院）
颜海霞（广州市番禺区中心医院）

人民卫生出版社

图书在版编目（CIP）数据

言语疗法/朱红华,王晓东主编.—北京:人民卫生出版社,
2015

ISBN 978-7-117-21693-7

Ⅰ.①言…　Ⅱ.①朱…②王…　Ⅲ.①言语障碍-治疗-医
学院校-教材　Ⅳ.①R767.92

中国版本图书馆 CIP 数据核字(2015)第 259195 号

| 人卫智网 | www.ipmph.com | 医学教育、学术、考试、健康,
购书智慧智能综合服务平台 |
| 人卫官网 | www.pmph.com | 人卫官方资讯发布平台 |

言 语 疗 法

主　　编：朱红华　王晓东
出版发行：人民卫生出版社(中继线 010-59780011)
地　　址：北京市朝阳区潘家园南里 19 号
邮　　编：100021
E - mail：pmph @ pmph.com
购书热线：010-59787592　010-59787584　010-65264830
印　　刷：保定市中画美凯印刷有限公司
经　　销：新华书店
开　　本：787×1092　1/16　印张：12
字　　数：300 千字
版　　次：2016 年 2 月第 1 版　2023 年 1 月第 1 版第 11 次印刷
标准书号：ISBN 978-7-117-21693-7
定　　价：31.00 元
打击盗版举报电话：010-59787491　E-mail：WQ @ pmph.com
质量问题联系电话：010-59787234　E-mail：zhiliang @ pmph.com

出版说明

　　为全面贯彻党的十八大和十八届三中、四中、五中全会精神，依据《国务院关于加快发展现代职业教育的决定》要求，更好地服务于现代卫生职业教育快速发展的需要，适应卫生事业改革发展对医药卫生职业人才的需求，贯彻《医药卫生中长期人才发展规划(2011—2020年)》《现代职业教育体系建设规划(2014—2020年)》文件精神，人民卫生出版社在教育部、国家卫生和计划生育委员会的领导和支持下，按照教育部颁布的《中等职业学校专业教学标准(试行)》医药卫生类(第二辑)(简称《标准》)，由全国卫生职业教育教学指导委员会(简称卫生行指委)直接指导，经过广泛的调研论证，成立了中等卫生职业教育各专业教育教材建设评审委员会，启动了全国中等卫生职业教育第三轮规划教材修订工作。

　　本轮规划教材修订的原则：①明确人才培养目标。按照《标准》要求，本轮规划教材坚持立德树人，培养职业素养与专业知识、专业技能并重，德智体美全面发展的技能型卫生专门人才。②强化教材体系建设。紧扣《标准》，各专业设置公共基础课(含公共选修课)、专业技能课(含专业核心课、专业方向课、专业选修课)；同时，结合专业岗位与执业资格考试需要，充实完善课程与教材体系，使之更加符合现代职业教育体系发展的需要。在此基础上，组织制订了各专业课程教学大纲并附于教材中，方便教学参考。③贯彻现代职教理念。体现"以就业为导向，以能力为本位，以发展技能为核心"的职教理念。理论知识强调"必需、够用"；突出技能培养，提倡"做中学、学中做"的理实一体化思想，在教材中编入实训(实验)指导。④重视传统融合创新。人民卫生出版社医药卫生规划教材经过长时间的实践与积累，其中的优良传统在本轮修订中得到了很好的传承。在广泛调研的基础上，再版教材与新编教材在整体上实现了高度融合与衔接。在教材编写中，产教融合、校企合作理念得到了充分贯彻。⑤突出行业规划特性。本轮修订紧紧依靠卫生行指委和各专业教育教材建设评审委员会，充分发挥行业机构与专家对教材的宏观规划与评审把关作用，体现了国家卫生计生委规划教材一贯的标准性、权威性、规范性。⑥提升服务教学能力。本轮教材修订，在主教材中设置了一系列服务教学的拓展模块；此外，教材立体化建设水平进一步提高，根据专业需要开发了配套教材、网络增值服务等，大量与课程相关的内容围绕教材形成便捷的在线数字化教学资源包，为教师提供教学素材支撑，为学生提供学习资源服务，教材的教学服务能力明显增强。

　　人民卫生出版社作为国家规划教材出版基地，有护理、助产、农村医学、药剂、制药技术、营养与保健、康复技术、眼视光与配镜、医学检验技术、医学影像技术、口腔修复工艺等 24 个专业的教材获选教育部中等职业教育专业技能课立项教材，相关专业教材根据《标准》颁布情况陆续修订出版。

康复技术专业编写说明

根据教育部 2010 年公布的《中等职业学校专业目录(2010 年修订)》,康复技术专业(100500)的目的是面向基层医疗卫生机构、社区、残联及民政系统康复机构等,培养从事临床康复、社区康复和养老机构康复等工作,德智体美全面发展的高素质劳动者和技能型人才。人民卫生出版社积极落实教育部、国家卫生和计划生育委员会相关要求,推进《标准》实施,在卫生行指委指导下,进行了认真细致的调研论证工作,规划并启动了教材的编写工作。

本轮康复技术专业规划教材与《标准》课程结构对应,设置公共基础课(含公共选修课)、专业基础课、专业技能课(含专业核心课、专业选修课)教材。其中专业核心课教材根据《标准》要求设置共 10 种。

本轮教材编写力求贯彻以学生为中心、贴近岗位需求、服务教学的创新教材编写理念,教材中设置了"学习目标""病例 / 案例""知识链接""考点提示""本章小结""目标测试""实训 / 实验指导"等模块。"学习目标""考点提示""目标测试"相互呼应衔接,着力专业知识掌握,提高专业考试应试能力。尤其是"病例 / 案例""实训 / 实验指导"模块,通过真实案例激发学生的学习兴趣、探究兴趣和职业兴趣,满足了"真学、真做、掌握真本领""早临床、多临床、反复临床"的新时期卫生职业教育人才培养新要求。

本系列教材将于 2016 年 7 月前全部出版。

全国卫生职业教育教学指导委员会

7

总序号	适用专业	分序号	教材名称	版次
1	护理专业	1	解剖学基础 **	3
2		2	生理学基础 **	3
3		3	药物学基础 **	3
4		4	护理学基础 **	3
5		5	健康评估 **	2
6		6	内科护理 **	3
7		7	外科护理 **	3
8		8	妇产科护理 **	3
9		9	儿科护理 **	3
10		10	老年护理 **	3
11		11	老年保健	1
12		12	急救护理技术	3
13		13	重症监护技术	2
14		14	社区护理	3
15		15	健康教育	1
16	助产专业	1	解剖学基础 **	3
17		2	生理学基础 **	3
18		3	药物学基础 **	3
19		4	基础护理 **	3
20		5	健康评估 **	2
21		6	母婴护理 **	1
22		7	儿童护理 **	1
23		8	成人护理（上册）- 内外科护理 **	1
24		9	成人护理（下册）- 妇科护理 **	1
25		10	产科学基础 **	3
26		11	助产技术 **	1
27		12	母婴保健	3
28		13	遗传与优生	3

续表

总序号	适用专业	分序号	教材名称	版次
29	护理、助产专业共用	1	病理学基础	3
30		2	病原生物与免疫学基础	3
31		3	生物化学基础	3
32		4	心理与精神护理	3
33		5	护理技术综合实训	2
34		6	护理礼仪	3
35		7	人际沟通	3
36		8	中医护理	3
37		9	五官科护理	3
38		10	营养与膳食	3
39		11	护士人文修养	1
40		12	护理伦理	1
41		13	卫生法律法规	3
42		14	护理管理基础	1
43	农村医学专业	1	解剖学基础 **	1
44		2	生理学基础 **	1
45		3	药理学基础 **	1
46		4	诊断学基础 **	1
47		5	内科疾病防治 **	1
48		6	外科疾病防治 **	1
49		7	妇产科疾病防治 **	1
50		8	儿科疾病防治 **	1
51		9	公共卫生学基础 **	1
52		10	急救医学基础 **	1
53		11	康复医学基础 **	1
54		12	病原生物与免疫学基础	1
55		13	病理学基础	1
56		14	中医药学基础	1
57		15	针灸推拿技术	1
58		16	常用护理技术	1
59		17	农村常用医疗实践技能实训	1
60		18	精神病学基础	1
61		19	实用卫生法规	1
62		20	五官科疾病防治	1
63		21	医学心理学基础	1
64		22	生物化学基础	1
65		23	医学伦理学基础	1
66		24	传染病防治	1

续表

总序号	适用专业	分序号	教材名称	版次
67	营养与保健专业	1	正常人体结构与功能 *	1
68		2	基础营养与食品安全 *	1
69		3	特殊人群营养 *	1
70		4	临床营养 *	1
71		5	公共营养 *	1
72		6	营养软件实用技术 *	1
73		7	中医食疗药膳 *	1
74		8	健康管理 *	1
75		9	营养配餐与设计 *	1
76	康复技术专业	1	解剖生理学基础 *	1
77		2	疾病学基础 *	1
78		3	临床医学概要 *	1
79		4	康复评定技术 *	2
80		5	物理因子治疗技术 *	1
81		6	运动疗法 *	1
82		7	作业疗法 *	1
83		8	言语疗法 *	1
84		9	中国传统康复疗法 *	1
85		10	常见疾病康复 *	2
86	眼视光与配镜专业	1	验光技术 *	1
87		2	定配技术 *	1
88		3	眼镜门店营销实务 *	1
89		4	眼视光基础 *	1
90		5	眼镜质检与调校技术 *	1
91		6	接触镜验配技术 *	1
92		7	眼病概要	1
93		8	人际沟通技巧	1
94	医学检验技术专业	1	无机化学基础 *	3
95		2	有机化学基础 *	3
96		3	分析化学基础 *	3
97		4	临床疾病概要 *	3
98		5	寄生虫检验技术 *	3
99		6	免疫学检验技术 *	3
100		7	微生物检验技术 *	3
101		8	检验仪器使用与维修 *	1
102	医学影像技术专业	1	解剖学基础 *	1
103		2	生理学基础 *	1
104		3	病理学基础 *	1

续表

总序号	适用专业	分序号	教材名称	版次
105		4	医用电子技术 *	3
106		5	医学影像设备 *	3
107		6	医学影像技术 *	3
108		7	医学影像诊断基础 *	3
109		8	超声技术与诊断基础 *	3
110		9	X 线物理与防护 *	3
111	口腔修复工艺专业	1	口腔解剖与牙雕刻技术 *	2
112		2	口腔生理学基础 *	3
113		3	口腔组织及病理学基础 *	2
114		4	口腔疾病概要 *	3
115		5	口腔工艺材料应用 *	3
116		6	口腔工艺设备使用与养护 *	2
117		7	口腔医学美学基础 *	3
118		8	口腔固定修复工艺技术 *	3
119		9	可摘义齿修复工艺技术 *	3
120		10	口腔正畸工艺技术 *	3
121	药剂、制药技术专业	1	基础化学 **	1
122		2	微生物基础 **	1
123		3	实用医学基础 **	1
124		4	药事法规 **	1
125		5	药物分析技术 **	1
126		6	药物制剂技术 **	1
127		7	药物化学 **	1
128		8	会计基础	1
129		9	临床医学概要	1
130		10	人体解剖生理学基础	1
131		11	天然药物学基础	1
132		12	天然药物化学基础	1
133		13	药品储存与养护技术	1
134		14	中医药基础	1
135		15	药店零售与服务技术	1
136		16	医药市场营销技术	1
137		17	药品调剂技术	1
138		18	医院药学概要	1
139		19	医药商品基础	1
140		20	药理学	1

** 为"十二五"职业教育国家规划教材

* 为"十二五"职业教育国家规划立项教材

前　言

　　言语-语言障碍是残疾人的常见并发症之一,言语治疗是康复医学科的常规诊疗项目之一。随着人类疾病谱的改变和医疗卫生水平的改善,脑血管意外、颅脑外伤等疾病发病率不断上升,病死率下降,致残率上升,加之人口老龄化等因素,言语-语言障碍的患者不断增加,需要大量从事言语治疗的专业人员。为了提高或恢复言语-语言障碍患者交流能力,实现重返家庭和社会的康复目标,在康复治疗技术专业人才的培养过程中,开展言语治疗的理论教学和技能培训具有重要的意义。因此,根据 2014 年教育部颁布的《中等职业学校专业教学标准(试行)》和中等卫生职业教育康复技术专业教育教学现状,我们编写了《言语疗法》,本教材为"十二五"职业教育国家规划立项教材、国家卫生和计划生育委员会"十二五"规划教材。

　　本教材以"实用型、技能型"人才培养、康复治疗技术的专业特点及中等卫生职业教育特点为编写的指导思想,努力汲取康复医学、言语治疗学各种教材的精华,着重介绍言语治疗的基本知识和操作技能,如言语治疗、言语障碍的概念,正常人言语发育的过程,言语的产生、传导和处理的过程,言语功能的中枢神经定位,言语交流过程的神经机制,言语治疗的原则、途径、要求和注意事项,以及失语症、构音障碍、儿童语言发育迟缓、嗓音障碍、共鸣障碍、语畅障碍、听力障碍的康复评定和康复治疗方法等。为了方便学生学习,本书在章首给出了"学习目标"、"案例",章内设置了"考点提示",章末编写了"本章小结"和"目标测试"。

　　通过本教材的学习,学生能初步掌握言语治疗的基本理论知识和操作技能,能正确开展康复临床常见言语-语言障碍的康复评定和康复治疗,具备做好言语治疗士(师)的基本素质,实现康复对象的身体、心理和社会的全面康复。

　　本教材邀请了来自全国多个卫生职业院校的资深康复教师及具有丰富经验的临床一线康复医生、康复治疗师担任编委。每位编委均能以严谨的态度、一丝不苟的工作作风投入编写工作。在此对各位编委表示真诚的谢意!

　　由于时间仓促,工作经验和水平有限,不妥之处在所难免,欢迎从事言语治疗教学和临床工作的同仁提出宝贵意见。本书在编写过程中,学习并引用了许多康复医学界前辈和同行的学术成果,也得到了各编委所在单位的大力支持,谨此一并致谢。

朱红华　王晓东

2015 年 10 月

目　录

第一章 总 论

学习目标

1. 掌握:言语治疗、言语障碍的概念;言语治疗的原则、途径、要求和注意事项。
2. 熟悉:言语发育过程;语言的产生、传导和处理过程;言语交流过程的神经机制。
3. 了解:言语和语言的区别。

案例

　　小王从卫生职业院校康复治疗技术专业毕业后在某医院康复科从事康复工作,上班第一天报到时,康复科张主任将其安排在言语治疗组,今后专门从事言语-语言障碍的康复治疗。小王开始思索和规划自己今后的职业生涯……

　　请问:1. 小王今后应从哪些方面加强言语治疗知识的学习?
　　　　　2. 言语治疗的要求和注意事项有哪些?

第一节 引 论

一、言语治疗概念

　　言语治疗是康复医学重要组成部分,指对各种言语-语言障碍及交流沟通障碍进行评定、治疗和研究的学科。随着康复医学在世界各国的迅速发展,言语治疗日益受到医疗机构的重视,并因医学、心理学、教育学的发展而得到不断发展与进步,形成了许多新的评定、治疗理论与技

考点提示

言语治疗的定义

术。言语治疗已成为康复医学科的重要治疗内容之一,并与耳鼻喉科、神经内科、神经外科、儿科等临床学科密切联系,成为维护人类健康的重要医学领域之一。

　　在我国,随着人类疾病谱的改变和医疗卫生水平的提高,脑血管意外、颅脑外伤等疾病的发病率和致残率不断上升,加之人口老龄化等因素,言语-语言障碍的患者不断增加,需要大量从事言语治疗的专业人员。因此,为了提高或恢复言语-语言障碍患者交流能力,实现重返家庭和社会的康复目标,在康复治疗技术专业人才的培养过程中,开展言语、语言治疗的教学尤显重要,亦非常必要。

二、言语与语言

言语和语言，是言语治疗学习中需要澄清的两个概念。在日常交往中，人们常将这两个词混用，但从语言病理学的角度看，两者具有不同的含义。

言语（speech），即说话，是音声语言（口语）形成的机械过程，亦即神经、肌肉组织参与的构音器官的机械运动。言语障碍是指言语发音困难、嗓音产生困难、气流中断或言语韵律出现困难。代表性言语障碍为构音障碍，包括因脑卒中、脑外伤、脑瘫、帕金森病等所致的运动性构音障碍及因构音器官形态、结构异常所致的器质性构音障碍，如腭裂。单纯的言语障碍只涉及口语，其他模式是正常的。

语言（language），是人类社会中约定俗成的进行思想交流的符号系统。包括口头、文字及姿势符号（如手势、面部表情、手语、旗语等），也包括对符号的运用（表达）和接受（理解）的能力、对文字符号的运用（书写）和接受（阅读）。语言障碍是指口语、非口语交流的过程中符号的运用和接受出现障碍。代表性语言障碍为脑卒中、脑外伤所致的失语症和大脑功能发育不全所致的语言发育迟缓。语言障碍常涉及多种语言模式，影响语言在大脑的加工和产生，因此，其对人们的日常生活和工作影响很大。

言语和语言的区分主要是为了言语治疗师能够正确理解言语和语言障碍，并准确地制定康复治疗计划。为简化用词，本教材中用"言语"代表"语言"和"言语"。

三、言语障碍

言语障碍是指个体言语的产生、理解及应用等方面出现困难，是一种表现较为稳定的、在一定时期内持续存在的言语功能异常，包括失语症、构音障碍、儿童语言发育迟缓、嗓音障碍、共鸣障碍、语畅障碍、听力障碍等。

言语与一个人的语言能力及其性格、生活环境、文化背景和教育程度等都有着非常密切的联系。因此在判定一个人是否为言语障碍时，需要综合考虑其文化背景、母语结构及生理年龄等因素。日常言语交流中出现的各种错误，不能简单看做言语障碍，如儿童出现构音、用词、语法等错误，不能算是言语障碍。同样，语言学习过程中出现的言语错误属于语言学习问题。

第二节　言语基础

一、言语发育过程

正常婴儿生后 3～4 个月发出的"哦、哦""啊、啊"，所谓咿呀学语声，有时能发出笑声，这是言语的萌芽，还不能说是真正的言语；6 个月左右可发出爸、妈唇音，但还不能理解爸、妈的含义；9 个月左右已对言语发生兴趣，模仿成人发音，唇、舌运动及发出的声音逐渐协调起来，开始懂得"再见"的含义。

真正对词的理解始于 1 岁左右，1～1.5 岁是言语迅速发育时期。能说出物品的名称，理解简单的词的含义，分辨成人说话的语调，分得出严厉和温柔。

对于言语发育，2～3 岁是关键时期。2 岁时能发所有单元音，能经常使用以"d"、"t"、"m"、"n"、"h"辅音为首的语音；3 岁时可使用以"b"、"p"、"g"、"k"、"x"、"j"、"q"、"f"辅音为首的语音。掌握的词汇开始迅速增加，不仅能重复大人所讲的话，而且完全理解话的意义,并会用简单的句子表达自己的思想,初步具备了使用言语的能力。如果儿童满 3 岁时没有一定的口语表达能力,应及时寻找言语发育障碍的因素。儿童言语发育过程见表 1-1。

表 1-1　儿童言语发育过程

年龄	发育状况
2 个月	可发出几个单元音(a、i、o 等),能与成人交流发音
4 个月	会出现笑;能咿呀作语;主动对人和玩具发出咕噜声
6 个月	喜欢对熟悉的人发音;开始出现唇辅音(da、ba 等)或双元音;会模仿砸舌音,叫名字开始有反应
8 个月	能发出重复音节"mama"、"baba"、"dada"等
10 个月	能咿呀学语,对成人的要求有反应;会招手表示"再见",或拍手表示欢迎
12 个月	能听懂几样物品的名称;有意识地叫"爸爸"、"妈妈";会学动物的叫声("汪汪"等)
15 个月	能说出大约 6 个词;会指认自己或亲人的鼻子、眼睛等身体部位;开始出现难懂的话(隐语)
18 个月	能说出 10 ~ 20 个词;用言语辅以手势、表情表达需要
21 个月	能说出 20 ~ 30 个词,会说"不要"、"我的";能正确地说出几个书中图画的名称,能就 2 ~ 3 个字组合起来
2 岁	能说 3 ~ 4 个字组成的简单句,会用代词"我"、"你"
2 岁半	会说 6 ~ 8 个字的复合句,不再说出难懂的话,能说短的歌谣
3 岁	会说姓名、性别,知道 2 ~ 3 种颜色的名称,能回答成人的简单问题
4 岁	能说出较多的形容词和副词,喜欢向成人提问
5 岁	会用一切词类,知道生日
6 岁	说话流利,句法正确

二、言语产生机制

(一)言语的产生

言语的产生从语言中枢发出指令到正常言语的产生是由三个系统的共同作用实现的(图 1-1)。

1. 动力系统(呼吸系统)　肺和胸、腹部的肌肉以及非肌肉组织组成的呼吸系统。在发声时,先吸入空气,然后将声带内收和拉紧,并根据发出声音的需要,呼出气息,形成发声的动力。声音的强度取决于振动时声带的长度、张力、质量和位置。

2. 振动系统(发声系统)　由声带、喉的软骨和肌肉组成,共同参与构音运动。发声系统中的声带振动产生声能,使发声状态和无声状态的交替变换成为可能。发声时,喉内肌、喉外肌和呼吸肌需要协调运动。

(1)喉:位于食管和气管的分界处,通过舌骨上肌群、舌骨下肌群、咽肌的运动参与构音器官的运动和吞咽运动。

(2)声带:发声时声带内收,呈正中位,并保持适当的紧张和厚度,通过呼气产生震动,声门的开闭与震动周期一致,使呼气流呈断续状态,通过断续的气流形成声源,声音的高低由频率决定。

图 1-1　语言活动的三个亚系统

（3）喉肌：分喉内肌和喉外肌。喉内肌的作用是使声带处于紧张、关闭或开启状态；喉外肌运动引起舌骨向前上、后上和向下运动，以及下拉喉、上拉喉或（和）收缩咽壁运动。

3. 共鸣系统（构音系统）　由可动结构（包括下颌骨、舌、唇和软腭）与不动结构（包括上齿、硬腭和咽后壁）共同组成一组可变的共振腔，共同参与构音运动；说话时这些调音器官彼此协同运动，产生各种言语声。

（1）下颌骨：下颌骨通过下颌关节的运动产生张口、闭口动作的构音运动，其主动肌为咀嚼肌和舌骨肌。

（2）舌：舌通过舌外肌和舌内肌的运动产生舌体上下、前后移动和舌尖的上举、下降等构音运动。

（3）唇：唇通过颜面肌的运动产生双唇的开闭和突唇的构音运动。

（4）软腭：位于上腭的后 1/3，通过腭帆提肌、腭舌肌和腭咽肌、腭帆张肌分别产生向上、向下和紧张性运动。

（二）声音的传导

声音传导要经外耳、中耳、内耳水平传导以及脑听觉中枢传导通路四个过程（图 1-2）。

图 1-2　声音传导通路

1. 外耳　由耳廓和外耳道组成。外耳道的中段为鼓膜所封闭。耳廓和耳道的功能是收集声波并将其传至中耳，外耳的形状能使 3000Hz 为中心频率的广阔范围内的声音放大达 20dB。

2. 中耳　位于鼓膜后面，为含气的不规则小腔隙，主要位于颞骨岩部内，包括鼓室、鼓膜、乳突窦和乳突小房。进入耳道的空气声波撞击鼓膜使其运动，锤骨、砧骨、镫骨这 3 块听小骨把这种运动传至内耳。

3. 内耳　位于头颅颞骨内，主要由耳蜗和前庭组成。耳蜗是听感受器，将中耳传进来声音震动转换成生物电，通过听神经将信息传送于脑。

4. 听觉中枢　位于颞上回中部及颞横回。听神经传递的信息被耳蜗神经核的神经元接受并转换，由外侧丘系传递到脑干的下丘核团，经丘脑的内侧膝状体换元后投射到大脑皮质听区。听皮质包括一个按音调组织排列的初级区和几个周围区，这些区域均接受一个或多个内侧膝状体分区的输入。

（三）言语的处理过程

言语的处理过程相当复杂，是由大脑皮质完成的一系列言语器官或组织的协调运动过程，包括语言的理解、内容的整合、信息的传递以及发声构音器官的协调运动等。言语处理功能与大脑的发育有关，随着年龄的变化而变化。各种先天性和后天性因素均会影响言语处理过程，如先天性大脑发育不全、脑梗死或脑外伤、言语发育完成之前发生听力障碍等。

三、言语功能的中枢神经定位

1865 年 Broca 发表了著名的论文《我们用大脑左半球说话》，首次科学地论证了语言与脑解剖的关系；1874 年，Wernicke 发现了感觉性失语，这种失语症与左侧大脑皮质的颞上回后部受损有关。Broca 和 Wernicke 的发现具有划时代的意义，产生了言语定位学派，认为每一种语言行为模式都可以被定位于特定的脑区（图 1-3），不同大脑部位的病变是产生不同言语障碍的基础。

图 1-3 语言功能区示意图

现代功能影像技术的发展，已经探明了大脑皮层中一些与言语有关的区域，见图 1-4 和表 1-2。

图 1-4 Brodmann 脑功能分区示意图

A. 外侧面 B. 内侧面

表 1-2 与言语有关的大脑区域

大脑区域	定位	功能
初级运动皮质	中央前回 Brodmann4 和 6 区	将从 Broca 区来的信息转变成运动活动,产生言语
Wernicke 区	颞上回后部 Brodmann22 和 40 区	听联合皮质,分析从初级听觉来的输入信号,将这些信号与贮存在记忆库中的信息进行匹配,并翻译它们的意义。该区对复述和理解都很重要
Broca 区	左侧第三额回下部 Brodmann44 和 45 区	将来自 Wernicke 区的信息处理成相应的言语运动程序,然后传到头面部运动,启动唇、舌、喉肌的运动而形成言语
弓状纤维	一束将 Wernicke 区和 Broca 区相连的白色纤维	将信息从 Wernicke 区传向 Broca 区
初级听觉皮质	颞上横回后部 Brodmann41 和 42 区	接收和分析听觉信息
外侧裂周区	环绕外侧裂周围的区域	包括 Broca 区、弓状纤维和 Wernicke 区
交界区或分水岭区	大脑前动脉与大脑中动脉分布交界区,或者大脑中动脉与大脑后动脉分布交界区	此区受损可以引起经皮质性失语,其共同特点是复述不受损,因为 Wernicke 区仍然与 Broca 区保持联系
视觉联合皮质	位于初级视觉皮质前,枕叶和顶叶的 Brodmann18 和 19 区	对初级视觉信号进行分析
角回和缘上回	构成顶叶的前下部,位于听觉、躯体感觉和视觉联合皮质的交界区 Brodmann39 和 40 区	使三个区域的联合皮质相互联系。当给予视觉信号时,角回和缘上回能够扫描 Wernicke 区,且能够激发与视觉资料相匹配的听觉信息,同样,当给患者提供听觉信息的时候,角回和缘上回也可以扫描视觉联合皮质
胼胝体	连接两个半球的纤维	联系每一半球的相同区域

四、言语交流过程的神经机制

（一）言语产生的神经机制

言语产生的关键过程主要由优势半球额下回后部来完成。额下回后部相当于 Brodmann 分区的第 44、45 区,称为 Broca 区。Broca 区储存了发音必需的有关肌肉运动程序或顺序的记忆,包括控制舌头、口唇、下颌以及声带等发音器官的肌肉运动程序。这种运动程序必须有序、协调地传向初级运动皮质的口面部对应区,从而发放下行冲动,通过外周神经支配发音器官的协调运动,完成言语产生过程。Broca 区的损害会破坏这种快速、有序、协调的发音运动,出现发音困难、发音错误(即语音性错语,如把"电灯"说成"电当")等言语障碍。若脑损害仅导致患者出现口语障碍,而听理解、读写、智力等正常,则称为纯词哑或称言语失用,即无法产生快速、有序、协调的发音运动导致的单纯性言语障碍。

Broca 失语还表现为语法功能受损或缺失。①表达方面的语法功能异常。Broca 失语患者能够说出的词汇大都是有意义的实词,如名词、动词、形容词(如茶杯、上学、高兴),却很难说出具有语法功能的介词、代词、冠词等虚词(如在、这、一些、比、大约)。例如,当问及"请介绍一下你的家庭成员",该类患者的回答可能是这样的:"(我的)儿子……(在)英国……(读)博士……(目前)很好;(我的)丈夫……(是搞)医疗(工作的)……(在一所)医院"。其中括号里的词都是应该说但被患者忽略了。这种特征性异常言语表达现象被称为"电报式言语"。另外,在表达时会出现句法结构上的错误,如让患者描述一个男孩头被树枝碰伤的图片,患者可能会说成"男孩……碰伤……树枝"。②理解方面的语法功能异常,即利用语法信息来理解句子的能力受损。患者对简单的句法结构,如主-谓-宾结构理解较好,而对于含有功能词、被动语态、两者进行比较的或动作发出者和承受者可以调换的句子难以理解。如患者听到"一只狗被一只猫追"后,呈现给其两张图片,一张是"一只狗追一只猫",另一张是"一只猫追一只狗",患者往往无法正确指出和听到句子相对应的图片。

（二）言语理解的神经机制

言语理解主要依赖于优势半球颞上回后部来完成。颞上回后部相当于 Brodmann 40 区以及部分邻近的 22 区,称为 Wernicke 区。Wernicke 区储存言语的声音序列的记忆,负责词汇语音的识别。Wernicke 区损伤或该区的传入通路(初级听觉皮质的听觉信息向Wernicke 区传入的通路)的破坏会导致患者识别听觉词汇的障碍,即不能正确识别言语的内容和意义。其言语特点是:表达流利、不费力、语调正常、有功能词的使用,语法结构基本正常,但言语理解非常差;其流利的言语也是不正常的,因为说的几乎都是无意义的话,多由错语或新语(即自己造的词,如把"报纸"说成"杯七"、"铅笔"说成"磨小")组成;严重时说的话就像杂乱语或语音的拼凑,如被问及"你叫什么名字?",Wernicke 失语患者会回答"今天复几没四呀哦……"。Wernicke 失语患者的另一个特殊表现是,患者常常意识不到自己的言语是杂乱、无意义的,也意识不到听不明白别人的话。

如果损伤较局限,患者无法识别语音(故无法理解、复述、听写)的同时不伴有其他听觉障碍或言语障碍,称为纯词聋。该类患者听力正常,而且可以识别非言语的声音,如动物叫声、汽车鸣笛、雷雨声等,但对于人类的言语声则无法识别,仿佛听到的是没有意义的声音串。尽管言语识别困难,纯词聋患者自发的表达是正常的,且可以理解非言语的语言信息,如可阅读唇语、手势,了解语调包含的情绪,读写能力(除听写)保留等。纯词聋患者经常要求通过文字进行交流,表明患者的语义系统本身没有问题,只是对言语语音的编码、翻译有问题。

优势半球颞、顶叶分水岭区受损,患者会出现经皮质感觉性失语。该类患者由于语音表征和语义区的连接破坏,患者听不懂别人的话,但语音识别正常(Wernicke 区保留)、复述正常(Wernicke 和 Broca 区连接没有受损),对复述的内容同样无法理解(语音-语义连接中断)。因此,患者言语特点是:言语流畅,但也是没有意义的,类似 Wernicke 失语。经皮质感觉性失语患者会不自主地重复别人说的话,即有"学语"或模仿言语现象,例如,当问及患者"你今年多大年龄了?",患者会不自主地说"你今年多大年龄了?";有时还有言语的补完现象,如听到"白日依山尽",可能会不自主地接着说"黄河入海流",如听到说"1、2、3、4",患者会说"5、6、7、8……"。这说明语音识别到语音输出通路是保留的,但语音表征无法通达语义。因此,经皮质感觉性失语可以看成没有复述障碍的 Wernicke 失语,而 Wernicke 失语可以看成是纯词聋和经皮质感觉性失语的组合(即词汇语音识别受损、语音向语义通达受损)。

(三) 言语复述的神经机制

复述,即重复别人的话。正确的复述要求几个脑区的功能均正常,一是言语词汇识别的脑区,如 Wernicke 区(要听明白复述的内容),二是言语产生的脑区,如 Broca 区(要能说出来),三是这两个脑区之间的连接"桥梁",如弓状束。Broca 失语和 Wernicke 失语分别损伤了言语产生和言语识别的脑区,故复述功能受损。言语产生和识别脑区之间的连接,即弓状束损伤同样可以导致复述障碍,即不能把 Wernicke 区听到的信息传向前方 Broca 区直接说出来,出现传导性失语。该类患者言语较正确流利,也有比较好的理解能力,但复述功能显著受损。复述多个词要差于单个词,复述假词(如"就撒")要差于真词。有时患者复述单词时会出现语义错语,即用语义相近或相关的词代替,如把"茶杯"复述为"喝水"。

经皮质运动性失语、经皮质感觉性失语及经皮质混合性失语均为分水岭区损伤,复述必需的 Broca 区、Wernicke 区、弓状束均未受损,故复述功能正常,被称为分水岭区失语。Broca 失语、Wernicke 失语和传导性失语是外侧裂(薛氏裂)周围区的损伤所致,三者也被称为外侧裂周性失语,均有复述障碍。

(四) 词汇提取的神经机制

各种失语症均有不同程度的命名困难,这与词的提取障碍有关,即找词困难。有一种类型的失语以命名障碍为主,患者言语表达流利、合乎语法,内容有意义,理解正常,也没有复述障碍,这种失语是命名性失语。该类患者因找不到合适的词进行表达而常有停顿和迂回现象,如让患者命名"橘子",患者想不出名字,会迂回地说"这个我知道,就是……可以吃的,酸甜的"。词提取困难除表现在命名物体之外,言语表达、书写等交流时均会出现。这种对词的遗忘在某些提示帮助下可以回想起来。

命名性失语与不同语言区损伤有关,尤其与左颞叶关系最密切。多发生在左后颞叶基底部或左颞中回损伤,估计与损伤阻断了感觉性语言区和负责学习记忆的海马区的连接有关。不同脑区的损伤对词遗忘的属性可能不同,例如额叶 Broca 区周围损伤可引起动词的提取困难,而左颞叶损伤与名词的提取障碍关系密切。还有某些脑区损伤可导致特异性的颜色命名困难(可完成颜色-物体的匹配,但无法说出是什么颜色)。

(五) 语言的其他神经机制

当脑损伤同时累及 Broca 区周围、基底节、左岛叶、左颞上回和下顶叶(弓状束走行区),

以及 Wernicke 区和后部语言区,则会出现完全性失语。患者言语表达不流畅,仅限于说出极少数的词,而且会不恰当地重复,称为刻板语言。例如,询问患者"请告诉我你的名字",患者回答"爸爸",再问"你多大年龄了",患者仍回答"爸爸"。完全性失语患者可能会保留如"1、2、3、4……","春、夏、秋、冬"自动性的序列性言语。听理解也严重受损,仅限于理解很少的、最常见的词,患者常无法复述。

除大脑皮质语言区损伤导致失语外,单纯的皮质下结构,如基底节区、内囊、丘脑等损伤也会导致失语症,统称为皮质下失语症。

第三节　言语障碍的康复治疗

一、言语治疗的原则

（一）遵循言语发育规律

言语障碍的康复治疗要遵循言语形成规律,重建言语。人的言语形成首先是人在语言声音的环境中,加之视力和其他感觉对周围事物包括实物、图片、文字等的认知,形成听觉,对语言产生了概念。这种概念在脑中经过联想思维形成语言符号,并由言语来表达思维和意愿。言语首先是发音,主要是音素和音节的表达;其次是词,它包括了声音语言和词内容的表达和理解;再次是语法结构,由简单的语句逐渐形成复杂的语句。在声音语言的形成中也伴随了肢体语言、文字语言及图片认知的发展,它们与声音语言之间存在着相互支撑和影响的作用。

（二）治疗由易到难

言语的康复治疗应由易到难、循序渐进,患者要先会听,才会说,从简单的发音经历幼儿语到成人语,肢体语言、文字语言及图片认知都是康复过程中不可缺少的伴行能力。功能损害到哪,就从哪开始训练,要逐步进行、反复训练,才可取得成功。

二、言语治疗的途径

言语障碍患者的治疗途径,包括训练与指导、手法介入、辅助具、代偿方式等。

（一）训练与指导

这是言语治疗的核心。训练包括听觉的应用、言语理解和口语表达的促进、构音功能的恢复或改善、语音清晰度的提高等;指导包括对患者本人及其家属的指导。对重症患者家属及患儿家长的训练和指导尤为重要。

（二）手法介入

手法介入适用于运动性构音障碍、重度神经性吞咽障碍患者,对这些言语障碍患者可以利用传统医学的手法如针灸、按摩和协助患者言语运动等方法,帮助改善言语有关的运动功能。

（三）使用辅助具

使用辅助具的目的是为了补偿功能受限,如重度运动性构音障碍患者腭咽肌闭合不全时,戴腭托以改善鼻音化构音。

（四）代偿方式

当重度言语障碍患者难以正常交流时,可使用手势、交流板、言语交流器等代偿方式交流。

三、言语治疗的要求

言语治疗是一项难度大、疗程长的医疗工作,为了达到最佳治疗效果,言语治疗师应设法从以下几个方面创造治疗条件。

（一）治疗场所要求

1. 治疗场所选择　根据患者病情选择合适的治疗场所:脑血管病急性期、脑外伤患者或重症脑瘫患者,可依病情在床边进行训练;当患者可以借助轮椅活动时,可在治疗室中进行治疗。

2. 治疗室要求

（1）面积要求:成人治疗室一般在 $10m^2$ 左右,要能放下语言训练机、一张床、教材柜、轮椅可进出即可;儿童治疗室要尽可能宽敞,因为课桌上难以进行的课题常需在地板上进行。

（2）隔音要求:为了避免外界声音的干扰,言语治疗室应该具有较好的隔音效果。

（3）视觉要求:为了提高言语治疗时患者的注意力,治疗室应尽量避免过多的视觉刺激。因此治疗室应简洁、安静、井然有序,墙壁上不要贴多彩的图画,语言训练机放置明亮处。

（二）治疗形式要求

言语治疗原则上采用一对一治疗,有时需要进行集体治疗。

1. 一对一治疗　指根据患者的病程、言语障碍的侧重面、残存言语功能等,制定出个人治疗计划和训练方案。

2. 集体治疗　指将各种类型及不同程度的言语障碍患者集中在一起,以小组的形式进行言语治疗。集体治疗为患者提供了交流的场所,能够改善患者的社会适应性和人际关系,减少心里不安,稳定情绪,提高交流欲望和治愈的信心,从而积极主动地参与和配合治疗。

（三）治疗次数和时间要求

治疗次数可以根据患者和治疗师的人数而定,住院患者治疗一般每日一次,每次 30 ~ 60 分钟;幼儿可以是 20 分钟;门诊患者间隔时间可以长一些。治疗和检查尽量安排在上午,这时患者精神比较饱满,注意力较为集中。

四、言语治疗的注意事项

言语治疗是一项严谨的科研工作,在实施时应注意以下几个方面。

1. 及早开展治疗　成人言语障碍容易早期发现,发病后应尽早开始言语训练。急性期可以在床上训练,开始时间以原发病稳定、临床主治治疗师许可即可进行;婴幼儿言语障碍的早期发现很重要,只有早期发现,才能早期治疗。

2. 建立信赖关系　治疗师要以认真、耐心、细致的态度帮助患者,接纳、包容、理解、尊重患者,与患者建立充分的信赖关系,这是治疗取得成功的第一步。

3. 确保交流手段　语言是交流的工具,对于重度言语障碍患者,首先要考虑用手势、笔谈、交流板等交流手段,尽量尽快建立有效的交流。这对于患者特别是对失语症患者来说有很大的实际意义。

4. 引导主动训练　言语治疗的效果与训练的时间成正比。因此,治疗师应充分调动患者及家属的积极主动性,配合治疗。为了让家属观察到患者治疗的全程,使其加深对患者的理解和掌握言语训练方法,但又避免家属在场参与训练影响患者的情绪,建议治疗室安装单向玻璃的观察窗口,让家属能观察到训练的整个过程,而患者看不到家属。

5. 关注患者状态　言语治疗时,患者常有注意力不集中、观察力降低、心情抑郁或焦虑等情况,治疗师要根据具体情况及时调整患者的状态,使其在治疗期间保持良好的交流和学习态度。

6. 尊重患者人格　言语治疗时,不管患者的言语及认知等障碍情况如何,治疗师应始终尊重患者人格,确保其心理状态和训练欲望不受影响;同时要尊重患者的意见;对于涉及患者个人隐私内容,应注意保密。

7. 增强患者信心　注意正面引导和鼓励患者,避免否定患者言行。当患者强调自身的错误时,应在淡化其失败感的同时,引导其向克服障碍的方向努力;当患者取得细微进步时,应及时给予鼓励,增强其治疗成功的信心。

8. 预防意外发生　治疗前了解病史,熟悉患者的原发病及并发症,预测可能发生的意外;在治疗中发现异常情况,如心肺患者出现心慌心悸、呼吸困难等,要迅速与临床治疗师联系,及时处理。要特别注意患者有无疲劳表情和其他特殊体征,绝不要勉强训练。

9. 搞好卫生管理　因治疗师经常近距离接触患者身体、唾液和血液,所以要注意预防各种传染病,手指皮肤有破损时要特别注意。训练前后要洗手;进行吞咽障碍训练,要戴上一次性手套;训练物品要定期消毒;直接接触患者口腔或皮肤的物品,要尽量使用一次性的。

10. 开展心理治疗　心理障碍是言语障碍患者并存的功能障碍。言语治疗师应在开展言语训练的同时,根据患者的心理状态情况,开展心理康复,以期实现患者的全面康复。

本章小结

　　言语治疗是对各种言语-语言障碍和交流沟通障碍进行评定、诊断、治疗和研究的学科,是康复医学的重要治疗技术之一,康复治疗人员应掌握言语治疗的概念、言语障碍的分类及治疗原则,熟悉正常人的语言发育规律及语言的产生、传递和处理过程。

(朱红华　陈涌标)

目标测试

A1 型题

1. 下面哪些不属于姿势符号
   A. 手势　　　　　　　B. 面部表情　　　　　　C. 手语
   D. 旗语　　　　　　　E. 文字

2. 下面哪些属于言语障碍
   A. 失语症　　　　　　B. 儿童语言发育迟缓　　C. 嗓音障碍
   D. 共鸣障碍　　　　　E. 以上全是

3. 下面关于 15 个月儿童正常言语发育的描述,错误的是
   A. 能说出大约 6 个词
   B. 会指认自己或亲人的鼻子、眼睛等身体部位
   C. 开始出现难懂的话

D. 能说出 20～30 个词,会说"不要"、"我的"

E. 能听懂几样物品的名称

4. 一儿童会说姓名、性别,知道 2～3 种颜色的名称,能回答成人的简单问题,大约处于哪个年龄阶段

A. 约 5 岁   B. 约 4 岁   C. 约 3 岁

D. 约 2 岁   E. 约 1 岁

5. 下列哪些结构不属于共鸣系统

A. 喉的软骨   B. 下颌骨   C. 唇

D. 舌   E. 硬腭

6. 下列关于言语的处理过程顺序,正确的是

A. 语言的理解-内容的整合-信息的传递-发声构音器官的协调运动

B. 内容的整合-语言的理解-信息的传递-发声构音器官的协调运动

C. 语言的理解-信息的传递-内容的整合-发声构音器官的协调运动

D. 信息的传递-语言的理解-内容的整合-发声构音器官的协调运动

E. 语言的理解-内容的整合-发声构音器官的协调运动-信息的传递

7. 某患者在被问及"请介绍一下你的家庭成员"后出现的回答是"女儿……美国……博士……很好;丈夫……科研……研究所",该患者的诊断可能是

A. Wernicke 失语   B. Broca 失语   C. 经皮质运动性失语

D. 经皮质感觉性失语   E. 经皮质混合性失语

8. 下列哪些是言语治疗的途径

A. 训练和指导   B. 手法介入   C. 辅助具

D. 替代方式   E. 以上全是

9. 下列关于言语治疗场所的要求,错误的是

A. 成人治疗室一般在 $10m^2$ 左右,要能放下语言训练机,一张床,教材柜,轮椅可进出即可

B. 儿童治疗室要尽可能宽敞,因为课桌上难以进行的课题常需在地板上进行

C. 为了避免外界声音的干扰,言语治疗室应该具有较好的隔音效果

D. 治疗室应尽量避免过多的视觉刺激,因此治疗室应简洁、安静、井然有序

E. 墙壁上多贴多彩的图画

10. 下面哪些描述是错误的

A. 言语治疗原则上采用一对一治疗,有时需要进行集体治疗

B. 婴幼儿言语障碍的早期发现很重要,只有早期发现,才能早期治疗

C. 言语障碍患者不需要实施心理康复治疗

D. 言语治疗时,患者常有注意力不集中、观察力降低、心情抑郁或焦虑等情况

E. 言语治疗的效果与训练的时间成正比

第二章 失 语 症

学习目标

1. 掌握:失语症的定义和分类;失语症的言语症状;失语症不同类型的鉴别诊断;失语症的评估及训练。
2. 熟悉:各种失语症的病灶以及临床表现。
3. 了解:失语症的病因及西方失语症成套测验等。

案例

男性,35 岁,右利手,脑出血 3 个月,言语不利,MRI 示左额叶损伤。家属反映其在日常生活中,听不懂别人说话,表达不出自己的想法,无法像以前一样阅读书刊和报纸,无法写字。其他:言语清晰度尚可,纯音测听 25dB。

请问:1. 患者可能是哪种言语障碍?

2. 该如何对患者进行评估及制定训练计划?

3. 如何对患者进行言语训练?

第一节 概 述

一、失语症的定义

不同的学者给予失语症不同的定义,但主体大致相同。临床上常用的为 Benson 对失语症的定义,失语症是由于大脑功能受损所引起的已习得的言语功能的丧失或受损。因此,失语症是一种后天获得性的言语障碍,是大脑受损后所导致的患者已经习得的口语、书面语的理解和表达的功能丧失和下降。其主要受损环节为在言语的信号处理过程中发生了障碍。而因感觉缺失、肌肉病变、广泛的精神错乱或衰退、言语发育迟缓等引起的言语障碍,不是失语症。

二、失语症的常见病因

失语症常见的病因有以下四种:

1. 脑血管病变　包括脑血栓形成、脑栓塞、脑出血、脑血管瘤等是失语症最常见的病因,尤其是大脑中动脉和大脑后动脉分支发生的病变。

2. 脑外伤　因战争、车祸等原因所致的脑外伤。

3. 脑肿瘤　脑肿瘤患者早期的失语症多为暂时性发作,其可以表现为多种类型失语症,但以命名性失语症最常见。

4. 脑组织炎症　脑炎、脑膜炎均有可能导致暂时性失语。

三、失语症的常见言语语言症状

临床观察显示,不同失语症患者的言语障碍表现各异、错综复杂。每个患者失语症的具体表现与病因、大脑损伤部位、范围、发病前言语情况等多种因素有关。但总的来说,均是从听、说、读、写这四方面体现出来。

(一) 听理解障碍

听理解障碍是失语症患者最常见的症状,是指患者对口语理解能力的降低或下降。口语听理解包括字、词、单句、复合句等不同水平、不同层次的理解,它要求高水平脑功能的整合。

1. 语音辨识障碍　在非言语的听力测验中,患者并没有表现出听力障碍,可以正常听到声音,但对所听到的语音不能辨认接受而被知觉为没有音节的嘈杂音,这种患者不能分辨近似的音。典型的重度障碍者为纯词聋,即患者除口语理解、复述和听写不能完成外,其他言语功能和阅读能力基本完整。此种情况在临床上极为少见。

2. 语义理解障碍　能正确辨识语音,但部分或完全不理解词义或语义,是由于音-义联系中断造成的。患者表现为大声重复没有听懂的词或句子。

3. 听觉记忆跨度和句法障碍　听觉记忆跨度是言语听觉痕迹系列的保持能力,是影响口语理解的非言语因素之一。一般认为汉语的听觉记忆广度的单位容量为 7 ± 2。当患者出现听觉记忆跨度或句法障碍时,患者常表现为可以理解单纯的、简单的单句,但对理解句法和复合句困难。如检查者说:"请从这些图片中,指出牙刷",患者可以很好完成;继续检查,"请指出自行车",患者依然可以很好完成。但当检查者的指令变为:"请从这些图片中找出牙刷和自行车",患者表现为只能找出一种或根本无法完成。其他也是如此。

(二) 口语表达障碍

口语表达障碍是失语症患者最常见的症状,是指患者通过口语进行表达能力的降低或丧失。口语表达的形式多种多样,包括对白、独白、复述、呼名等。口语表达按照内容不同分为自动性言语、情绪性言语、主动性言语、系列语等。系列语与自动性言语是人们极其熟悉,可以脱口而出,不必思考意义和单词之间联系的言语。自动性言语如自己的姓名、年龄;系列语如数数、四季等。自动性言语与系列性言语较主动性言语容易很多。

1. 发音障碍　失语症所导致的发音障碍与构音障碍所导致的发音障碍不同。其发音错误往往多变,常是由于言语失用所导致的。此种发音障碍可出现随意与有意表达分离的现象,即刻意表达不如随意表达,模仿言语不如自发言语。当患者努力试图改善发音时,发音障碍却加重。而构音障碍所导致的发音障碍,其发音错误往往是固定不变的。

2. 错语　是患者讲出的话并不是自己想说的,出现一些不正确的替代。常见的错语有三种,分别为:语音错误、词义错误和新语。语音错误是音素之间的置换,如将"苹果"说成"苹火";词义错误是词与词之间的置换,如将"桌子"说成"板凳";新语则是无意义的词或新创造出来的词代替说不出的词,如将"头发"说成"根北"。

3. 说话费力　此现象常与发音障碍有关。患者表现为言语不流畅并伴有叹气、姿势身体和面部表情费力。

4. 刻板言语　即重复、固定、非随意表达的惰性言语,常见于重症失语症患者。表现为对任何问题都以刻板言语回答。如问患者:"你吃饭了吗?"回答:"拜拜"。问:"你想睡觉吗?"回答依然是:"拜拜"。

5. 复述障碍　患者无法准确重复或根本不能重复别人的言语内容。

6. 模仿言语　一种强制性的重复别人的言语,称为模仿言语。如治疗师问:"你叫什么名字?"患者重复:"你叫什么名字?"。很多有模仿言语的患者还有补完现象。即治疗师数:"1、2、3",患者可以继续数下去:"4、5、6、7……"但这种反应只是补完现象,患者不一定了解其表达内容。

7. 言语的持续现象　是失语症患者残存言语表达的一种现象,即表达中持续重复同样的字、词、句,在各种口语形式中均可出现。通常患者在内心焦虑、表达困难或疲劳时出现;如在对患者进行评定时,治疗师已更换了图片,患者仍然持续重复不停地说前面图片的内容。

8. 杂乱语　也称奇特语。指患者在表达时,大量错语混有新词,缺乏实质词,语句音韵变化很大,杂乱无章,使人难以理解。

9. 语法障碍　患者不能将词语按照语法规则有组织地联系在一起。分为失语法和语法错乱。

(1)失语法:是指表达时多是名词和动词的罗列,词与词之间缺乏语法联系,即使能表达完整的意思,但语句不完整,类似电报文体,称电报式言语。

(2)错语法:指句子中的实词、虚词存在,但语法错误,结构关系紊乱。

10. 找词困难和命名障碍　指患者在说话过程中,想说出恰当的词有困难或不能。一般名词、形容词和动词最容易受累。所有的患者都有不同程度的找词困难。当患者面对物品或图片却不能说出物品及动作等的名称,即为命名障碍。患者找不到恰当的词语,而以描述物品的形状、颜色或用途等说明的方式进行表达时,称为迂回现象。

(三) 阅读障碍

因大脑功能受损所导致的阅读能力受损称为失读症。阅读障碍包括阅读理解障碍和朗读障碍,这两种可同时出现,也可分离出现。只有对文字的理解发生障碍,才能称为失读症,它可伴有或不伴有朗读障碍。

1. 形、音、义失读　患者既不能朗读文字,也无法理解文字的含义。表现为字、词与图,或与实物的匹配错误,或者根本不能匹配图或实物。

2. 形、音失读　患者无法正确朗读文字,但是可以理解其含义。可以正确完成字、词与图画或实物的匹配。

3. 形、义失读　患者可以正确朗读文字,但不理解文字的含义。表现为字、词与图,或与实物的匹配错误,此种比较少见。

(四) 书写障碍

书写是最复杂的一种语言形式。完整的书写能力不仅需要正常的思维和记忆,还要有完善的视觉、听觉、运动、本体感觉等之间的相互联系。因此对于书写障碍的患者,需要分析此障碍是否为失语性质。书写障碍习得较晚,因此通常较口语障碍更重,且恢复慢而不完全。书写的形式和内容包括自发书写、抄写、听写、序列性书写及叙述书写。书写障碍的常见表现有:

1. 书写不能　完全性书写障碍,抄写不能,可简单画一两笔,根本无字形,多见于完全性失语患者。

2. 构字障碍　写出来的字像该字,但有笔画的缺漏或添加。

3. 镜像书写　写出来的字与镜子中一样。常见于右侧偏瘫患者用左手书写者。

4. 象形写字　以画图来代替所需要书写的文字。

5. 惰性书写　写出一个字或词以后,要求其写别的,仍然一直写前面的字、词。与口语障碍中的言语保持现象类似。

6. 书写过多　在书写当中,加入许多无关的字、词、句子。

7. 视空间性书写障碍　主要表现为字的笔画正确,但是笔画的位置不对。

8. 句法异常　书写的过程中出现语法障碍。

四、失语症的分类

对失语症分类的研究在一个多世纪以来,都未形成一个世人所公认的分类方法。在国外,Benson 提出失语综合征的概念。我国学者以 Benson 失语症分类为基础,根据失语症临床特点以及病灶部位,结合汉语的特征制定了失语症分类的方法。

1. 外侧裂周失语　病灶位于外侧裂周围,其共同特点是复述功能明显障碍。

(1)Broca 失语(Broca aphasia,BA)。

(2)Wernicke 失语(Wernicke aphasia,WA)。

(3)传导性失语(Conduction aphasia,CA)。

2. 分水岭区失语综合征　病灶位于大脑中动脉和大脑后动脉的分布交界区,分水岭区。其共同特点是复述功能相对较好。

(1)经皮质运动性失语(transcortical motor aphasia,TCMA)。

(2)经皮质感觉性失语(transcortical sensory aphasia,TCSA)。

(3)经皮质混合性失语(mixed transcortical aphasia,MTA)。

3. 完全性失语(global aphasia,GA)

4. 命名性失语(anomic aphasia,AA)

5. 皮质下失语综合征(subcortical aphasia syndrome)

(1)丘脑性失语(thalamic aphasia,TA)。

(2)底节性失语(basal ganglion aphasia,BGA)。

6. 纯词聋(pure word deafness)

7. 纯词哑(pure word dumbness)

8. 失读症(alexia)

9. 失写症(agraphia)

五、各类失语症的临床特征

(一)外侧裂周失语

1. Broca 失语

(1)症状特征:也称运动性失语,以口语表达障碍最为突出,自发言语为非流畅,说话费力,语量较少,但多为实质词,虽缺乏语法结构但交谈时基本能达意,呈电报式言语。严重时,呈无言状态。有命名困难、找词障碍,患者知道是什么,却无法命名,在接受词头音提示后可答出。复述障碍明显,尤其是对音节较长的句子复述有困难。错语常见,特别是音韵性错误。听理解相对正常,但对复杂的言语和命令理解困难。阅读和书写均受到不同程度的损伤,书写障碍以形态破坏和语法错误为主。患者常伴有失用。

(2)病灶:多见于优势半球额下回后部1/3的Broca区。

(3)预后:与病灶大小有关,大都预后较好,遗留症状主要为口语表达,呈现非流利,但可保证日常交流。

2. Wernicke失语

(1)症状特征:也称感觉性失语,以听理解障碍最为突出。自发言语流畅,但常有错语,空洞缺乏实词,语量多,说话不费力,既听不懂别人的言语,也听不懂自己的言语。患者虽自己感觉自己在流利表达,但言语常让听者难以理解,答非所问。复述、阅读、命名均有障碍。书写虽形态保持但有书写错语。

(2)病灶:多见于优势半球颞上回后部1/3的Wernicke区。

(3)预后:理解能力的恢复与病灶范围大小关系显著,预后较Broca失语差。

3. 传导性失语

(1)症状特征:复述有障碍为其显著特征。自发言语流利,但多伴有语音性错误,命名障碍或正常,可接受语音提示,听理解和阅读理解较好,只是在句子水平有轻度障碍,伴有书写障碍。

(2)病灶:多见于优势半球缘上回或者深白质内的弓状纤维。

(3)预后:由病因及病灶不同,预后有所差异。总体来讲,此类患者一般预后较好。

(二) 分水岭区失语综合征

1. 经皮质运动性失语

(1)症状特征:患者表现和Broca失语类似,主要区别为可以复述较长的句子,言语失用较少发生。自发言语较少,非流畅性失语,命名有障碍,听理解和文字理解相对保留较好,复述功能良好,不能说出有组织的言语,书写障碍。

(2)病灶:在Broca区的前方及上方。

(3)预后:预后较好,一般可恢复正常或接近正常水平。病灶巨大者,可遗留扩展困难的症状。

2. 经皮质感觉性失语

(1)症状特征:患者表现和Wernicke失语类似,主要区别为复述功能的保留。自发语多,但信息量少,错语多,模仿言语,有命名障碍,无法接受语音提示,听理解障碍明显,复述较好或正常,阅读有障碍,可以朗读但是不能理解,书写障碍。

(2)病灶:多位于优势半球外侧裂言语中枢广泛或后部局部损伤。

(3)预后:一般较差,可遗留有明显的命名障碍,复杂句的理解障碍,以及阅读和书写障碍。

3. 经皮质混合性失语

(1)症状特征:患者表现和完全性失语类似,主要区别在于患者保留了部分复述功能,其余言语功能均明显障碍或丧失。自发言语为非流畅性且常伴模仿言语,命名不能,听理解重度障碍,阅读和书写不能,复述虽有部分保留,但是局限于字、词、短语和短句,复合句复述不能,且复述为鹦鹉样学舌。

(2)病灶:位于优势半球分水岭区的大片病灶。

(3)预后:普遍较差。

（三） 完全性失语

（1）症状特征：又称混合性失语，表现为所有言语功能都有严重障碍或几乎全部丧失。自发言语较少，命名重度障碍，听理解、复述、阅读、书写功能均有障碍。

（2）病灶：多见于优势半球大脑中动脉分布区域，其额、颞、顶叶区域。

（3）预后：预后差。有些患者可能完全没有恢复。部分患者，在恢复过程中，随症状改善，会兼有 Broca 失语或 Wernicke 失语的特点，但也有患者在恢复中呈现出 Broca 失语的特征。

（四） 命名性失语

（1）症状特征：又名健忘性失语，患者表现为命名障碍为主的流畅性失语。自发语流利，但内容空洞，迂回语言，听理解正常或轻度障碍，复述功能较好，阅读和书写较好或有轻度障碍。

（2）病灶：多见于优势半球的角回和颞中回的后部，但尚未发现单一病灶，多为散在损伤所致。

（3）预后：较好。

（五） 皮质下失语综合征

丘脑性失语，表现为复述功能相对保留，音量和音调都较低，语音错误，命名障碍，找词困难，听理解、阅读均有障碍，大多数会合并书写障碍。基底节性失语，多为非流利性，复述相对保留，听理解可有障碍，语音障碍，轻度命名障碍，复合句子的理解障碍和书写障碍明显。

（六） 纯词聋

患者听理解严重障碍，可分辨词语音和社会自然音，口语流畅，可表达自己的意思，复述严重障碍，听写障碍或不能，命名、朗读、抄写、自发书写正常。

（七） 纯词哑

患者口语表达能力严重障碍，语调和发音不正常，但用词、语法正确。文字表达，听理解和阅读理解正常。但由于发音障碍，复述、命名、朗读不能。书写可正常，即使存在障碍，症状也很轻。

（八） 失读症

患者在没有视觉障碍和认知障碍的情况下，由于大脑受损所导致的已习得的对语言文字的阅读能力的丧失减退。Benson 将其分为：失读伴失写、失读不伴失写、额叶失读、失语性失读。

（九） 失写症

患者由于大脑受损导致已习得的书写功能的丧失或减退。Benson 将其分为：失语性失写、非失语性失写和失写症。

六、失语症的鉴别诊断

（一） 言语的流畅度

失语症可根据言语的流畅与否分为流利性和非流利性。治疗师可根据患者会话言语的流畅与否进行分类，最好将患者的谈话录音并仔细分析。

非流畅性失语的特点：患者语量减少（50 字以下每分钟）、说话费力、句子较短（约 1～2 字）、电报语、失去言语的韵律性、错语少见、信息量较多。

　　流畅性失语的特点:语量多(100字以上每分钟)、说话不费力、句子长度正常(每句约有5~8字)、韵律正常、错语多见、信息量少。

　　流利性失语包括:Wernicke失语、经皮质感觉性失语、命名性失语、传导性失语。

　　非流利性失语包括:Broca失语、经皮质运动性失语、完全性失语、经皮质混合性失语。

(二) 口语的听理解

　　失语症听理解的障碍程度不同,分为好与差。如果患者可以理解检查中的句子或简单指令,则听理解较好;反之较差。非流利性失语中听理解较好的是Broca失语、经皮质运动性失语;听理解较差的是完全性失语、经皮质混合性失语。流利性失语中理解较好的是命名性失语、传导性失语;流利性失语中理解较差的是Wernicke失语、经皮质感觉性失语。

(三) 复述

　　失语症患者的复述能力根据能否复述句子分为相对保留或损害。能够较好复述句子可认为复述好的类型。非流利性失语听理解较好的一组中,复述好的是经皮质运动性失语,复述差的是Broca失语;听理解差的一组中,复述好的是经皮质混合性失语,复述差的是完全性失语。流利性失语听理解较好的一组中,复述好的是命名性失语,复述差的是传导性失语;听理解差的一组中,复述好的是经皮质感觉性失语,复述差的是Wernicke失语。

　　主要失语症类型的鉴别诊断见表2-1。

表2-1　主要失语症类型的鉴别诊断

自发性言语	听理解	复述	诊断
非流利性	好	好	经皮质运动性失语
		差	Broca失语
	差	好	经皮质混合性失语
		差	完全性失语
流利性	好	好	命名性失语
		差	传导性失语
	差	好	经皮质感觉性失语
		差	Wernicke失语

七、与失语症有关的言语障碍

(一) 言语失用

　　1. 概念　是一种言语运动性疾病,患者不能通过自主运动来进行发音和言语活动,但没有与发音器官有关的肌肉麻痹、肌张力异常、或运动不协调来解释。可单独发生但较少,也可伴随其他言语障碍,如Broca失语。

　　2. 言语特征　随着发音运动调节复杂增加,错误增加;重复朗读同一内容,发音错误倾向一致;患者似乎经常在摸索正确的发音位置及顺序;模仿言语比随意言语发音错误更多。

　　3. 评定　通过观察患者在执行表中的指令,有无器官的摸索动作,有无元音的发音错误,有无元音顺序的错误,判断是否有言语失用,见表2-2。

表2-2　言语失用评定

元音顺序（1、2、3要说5遍）	元音顺序（1、2、3要说5遍）
1. a-u-i 　　正常顺序— 　　元音错误— 　　摸索—	3. 词序（复述"爸爸、妈妈、弟弟"） 　　正常顺序— 　　元音错误— 　　摸索—
2. i-u-a 　　正常顺序— 　　元音错误— 　　摸索—	4. 词（复述"啪嗒洗手、你们打球、不吐葡萄皮"） 　　正常顺序— 　　元音错误— 　　摸索—

（二）口颜面失用

1. 概念　在非言语状态下，与言语有关的肌肉自发的活动虽存在，但是舌、唇、喉、咽、颊执行自主运动困难。

2. 特征　患者可在自主动作或表情下，完成吸气、呼气、吹口哨等动作，但不能在命令或模仿下，执行口部的随意运动如吸气、呼气、吹口哨、露齿、努嘴、鼓腮等。

3. 评定　通过观察患者能否依次完成表2-3的动作，以及有无摸索动作，来判断有无口颜面的失用。

表2-3　口颜面失用评定

患者完成动作	患者完成动作
1. 鼓腮 　　正常 　　摸索	4. 缩拢嘴唇 　　正常 　　摸索
2. 呼气 　　正常 　　摸索	5. 摆舌 　　正常 　　摸索
3. 咂唇 　　正常 　　摸索	6. 吹口哨 　　正常 　　摸索

第二节　失语症的康复评定

一、失语症的康复评定目的

对失语症患者的评定，是一项系统、全面而又广泛的工作。失语症的评定目的一般包括：

考点提示

失语症的评价与分析

1. 判断患者是否有失语症，以及失语症的种类。

2. 衡量患者失语症的严重程度，了解影响患者的言语功能的因素及残存的交流能力。

3. 预测患者的康复进程。

4. 根据患者的评定结果，制定相应治疗的计划和治疗方案。

二、失语症的康复评定程序

（一）资料收集

1. 临床专科资料　通过阅读病历了解情况。

（1）临床诊断：是脑血管病变。还是脑肿瘤、颅脑外伤等及损伤部位。

（2）病史：发病时间、发病经过，既往有无脑部受损、心脏病、糖尿病、癫痫等。

（3）临床检查：影像学检查：脑部病灶的性质、部位、大小。

（4）其他相关的临床神经病学检查：包括脑神经、感觉、运动功能、反射等。

（5）治疗内容：药物使用情况及其他治疗。

（6）其他康复治疗：有无进行运动治疗、作业治疗，日常生活能力情况等。

2. 患者个人资料

（1）发病前言语习惯：包括有无方言、有无第二语言、说话流利与否、是否善于交谈。

（2）学历：患者知识水平如何、何等学历、是否懂外语、达到何种程度。

（3）职业：从事何种工作、专业兴趣等。

（4）家庭情况：患者家庭经济状况如何、主要收入来源、家庭成员情况及对患者障碍及康复的态度。

（5）性格：病前性格是内向还是外向。

（6）兴趣：患者发病前的个人喜好、兴趣、喜欢什么方面的事物及娱乐活动。

（7）利手：发病前是左利手、右利手、还是双利手。

（8）期望：患者及家属对患者预后的期望、对训练的欲望和需求是否强烈等。

（二）初步观察

1. 一般状况　包括患者身体状况、意识水平、情绪状态、时间定向、空间定向、人物定向、交流动机、有无佩戴眼镜、助听器或义齿、坐姿、注意力、偏瘫侧的感觉和运动，以及病历和患者目前状况是否相符。

2. 言语能力　能否说出自己的一般资料：姓名、年龄、性别、住址等。对要求和问题是否有反应及反应是否正确，言语是否流畅、清晰和切题，能否自知错误，有无纠错能力。

（三）检查方法

1. 综合性失语症检查法　国际常用的失语症评定方法有：波士顿诊断性失语症检查（Boston diagnostic aphasia examination，BDAE）、日本标准失语症检查（standard language test of aphasia，SLTA）、西方失语症成套检测（Western aphasia battery，WAB）。国内常用的失语症评定方法包括：汉语标准失语症检查及汉语失语成套测验（aphasia battery of Chinese，ABC）。

2. 单项言语功能检查　综合性失语症检查不能有针对性地为较重或较轻的言语障碍患者提供完整详细的言语资料，因此言语治疗师可以设计一些附属于综合性的某一单项言语功能检查，以便更加细致地了解患者的言语功能。包括：①听理解检查：如语音辨识检查、单词理解检查、Token测验（Token test）；②口语表达检查：名词、动词、形容词的呼名检查、口头造句以及情景画描述；③阅读检查：朗读检查、阅读理解检查，包括字、词、语句及篇章不同层次;④书写检查:抄写、听写、看图书写检查,包括字、词、语句、短文不同层次;⑤复述检查:单音节复述、2~5个音节复述、单句复述、复合句复述。

3. 实用言语交流能力检查 传统的失语症评估都是利用图片、卡片等来进行听、说、读、写的检查,这些评估并不能真实反映患者在日常生活中的交流能力。实用交流能力则是对此的一种补充。国际上常用的方法包括:日常生活交流能力检查、Porch交流能力指数、功能性交流图等。

4. 总结与判定

(1)资料整理:通过总结以上的检查和资料,整理出重点,并书写评价报告。

(2)诊断:根据资料整理的结果,明确患者是否为失语症及类型、失语症的严重程度。失语症严重程度的评定,国际上多采用波士顿诊断性失语症检查法(BDAE)中的失语症严重程度分级,见表2-4。

表2-4 BDAE中失语症严重程度分级标准

等级	评定标准
0级	无有意义的言语或听觉理解能力
1级	言语交流中有不连续的言语表达,但大部分需要听者去推测、询问或猜测;可交流的信息范围有限,听者在言语交流中感到困难
2级	在听者的帮助下,可进行熟悉话题的交谈,但对陌生话题常常不能表达出自己的思想,使患者与检查者都感到进行言语交流有困难
3级	在仅需少量帮助下或无帮助下,患者可以讨论几乎所有的日常问题,但由于言语和(或)理解能力的减弱,使某些谈话出现困难或不大可能
4级	言语流利,但可观察到有理解障碍,但思想和言语表达尚无明显限制
5级	有极少可分辨得出的言语障碍,患者主观上可能有点困难,但听者不一定能明显觉察到

(3)推测预后:根据患者失语症的类型、严重程度、其他预后因素等综合考虑,判断患者的预后,并确定康复目标:分为长期目标与短期目标。

1)长期目标:根据患者失语症严重程度分级(BDAE分级),评估预后及确定长期康复目标,见表2-5。

表2-5 不同程度失语症的长期目标

程度	BDAE分级	整体长期目标	言语训练的长期目标
轻度	4、5	恢复职业	改善言语和心理障碍,适应职业需要
中度	2、3	日常生活自理	发挥残存能力及改善功能,交流基本自如,适应社区内交流需要
重度	1、2	回归家庭	尽可能利用残存功能和代偿方法,进行简单的日常交流,减轻家庭介助

2)短期目标:将达到最终目标的过程,分成若干阶段,逐次设定具体细致的目标,即根据患者具体情况选择各种言语形式的训练课题,设定可能达到的水平及预测所需时间。即由现有的言语功能提高一个阶段作为短期目标。

(4)制定治疗计划:在上述基础上制定患者的训练计划、长短期训练目标。

(5)治疗过程记录:在实施中认真记录患者的治疗过程、反应等。

（6）判断治疗效果：进行阶段性的言语训练后，及时进行总结，根据再次评估结果，判断是否需要修改训练目标和训练计划。

三、失语症的常用评定量表

（一）国际常用的失语症评定量表

1. 波士顿诊断性失语症检查　此检查是目前英语国家普遍应用的标准失语症检查。此检查由 27 个分测验组成，分为五个大的项目：①会话和自发性言语；②听理解；③口语表达；④书面语言理解；⑤书写。此量表可详细、全面检查出语言各种模式的能力，但此检查方法有检查时间较长和评分困难的缺点。

2. 日本标准失语症检查　此检查是日本失语症研究会设计完成，检查包括听、说、读、写、计算五大项目，共包括 26 个分测验，按六阶段评分，在图册检查设计上是多图选一的形式，避免患者对检查内容的熟悉，易于操作，对训练有明显指导作用。

3. 西方失语症成套检测　是 BDAE 的缩短版，克服了 BDAE 检查时间过长的缺点，大约需 1 个小时可完成检查。该测验提供一个总分称为失语商（AQ），可以通过具体分数分辨出患者言语功能是否正常。WAB 还可以测出操作商（PQ）和皮质商（CQ），PQ 可了解大脑的阅读、书写、运用、结构、计算、推理等功能；CQ 可了解大脑认知功能。此检查还可对完全性失语、感觉性失语、经皮质运动性失语、传导性失语等提供解释标准误差和图形描记。

（二）国内常用的失语症评定量表

1. 标准失语症检查　也称中国康复研究中心失语症检查表（CRRCAE），适用于我国不同地区使用汉语的成人失语症检查。此检查由 30 个分测验组成，分为 9 个大项目，包括听理解、复述、说、出声读、阅读理解、抄写、描写、听写和计算。在大多数项目中采用了 6 等级评分标准，在患者的反应时间和提示方法上都有比较严格的要求，并且有严格的终止标准。此量表需由参加过培训的检查者来进行检查。

考点提示

国内常用的失语症评定量表：标准失语症检查

2. 汉语失语成套测验　此量表由会话、理解、复述、命名、阅读、书写、结构与视空间、运用和计算、失语症总结等十大项目组成。

第三节　失语症的康复治疗

一、失语症康复治疗的适应证及原则

（一）适应证

原则上，所有失语症患者，均是言语康复治疗的适应证。但如患者有明显的意识障碍，情感行为的异常或精神异常，以及全身状况差无法耐受及配合言语训练的患者除外。

（二）治疗原则

1. 治疗时机　当患者原发病症不再进展，生命体征稳定 48 小时以后，即可逐渐开始接受治疗。治疗介入的时机越早，训练效果越好。发病

考点提示

失语症患者治疗时机的选择

后 3～6 个月为失语症恢复的高峰期，因此需抓住这一关键时期进行有效的言语训练，以达

到最佳效果。但对于发病 2~3 年后的患者,也不能下言语功能完全不可恢复的结论(尤其是伴有言语失用症者,即使经过很长的时间,也能得到不断的改善)。当然恢复的速度较早期明显减慢。患者如出现以下情况时,可停止言语训练:如患者全身状态不佳,明显的意识障碍,重度痴呆,拒绝和无训练动机及要求者,患者出现过度疲劳,注意力无法集中;另外接受了一段时间的系统言语训练,已达平台期时,亦可考虑停止。

2. 治疗的时间安排 由治疗师所进行的训练,每周不少于 3~4 次,每日根据患者的情况可安排 1~2 次训练。每次训练 30~60 分钟为宜。初次接受言语训练的患者精神状态变差时,可适当减少训练时间。

3. 治疗环境 治疗室最好可隔音、成人治疗室一般 10m² 即可,房间内照明、温度适宜,通风要好,训练时减少人员走动。

4. 训练工具 录音机、录音笔、训练软件、镜子、秒表、压舌板、喉镜、计算器、电脑、手机、笔记本、笔、卡片、故事书、患者感兴趣的文章、歌本、音乐播放器等。

5. 训练方式 根据患者情况采用一对一训练、自主训练、小组训练、家庭训练。①一对一训练:即一名治疗师针对一名患者进行训练,是临床上最常采用的一种训练方式。要求在一个安静稳定的环境下,以刺激为中心内容。患者情绪稳定,注意力集中。刺激条件可控,针对性强,并根据具体情况及时进行调整。②自主训练:患

考点提示

失语症的四种训练方式
及如何进行不同方式的选择

者在进行了一段时间的一对一训练之后,充分了解了言语训练的要求和方法,有一定的自我判断和自我纠正的能力,即可开始自我训练。治疗师可把需反复训练的内容教给患者进行自我训练。训练的内容和量由治疗师决定。③小组训练:又称集体训练。目的是逐步接近日常交流的真实情景,通过相互接触,减少孤独感,学会将个人训练的成果,在实际中有效地应用。治疗师可根据患者的不同情况,编成小组,开展多项活动。④家庭训练:治疗师将评价及制定的治疗计划介绍和示范给家属,并可通过观摩、阅读指导手册等方法教会家属训练技术;再逐步过渡到回家进行训练。治疗师定期检查和评估并调整训练课题及告知注意事项。

二、失语症康复治疗的机制及治疗过程

(一) 治疗机制

1. 功能代偿学说 通过其他脑区的代偿、基本脑结构和高层脑结构功能的动员来取代受损的大脑病区的功能。

2. 功能重组学说 利用其他神经通路,用不同的方法来完成被破坏的神经结构所承担的功能,失语症的恢复可以是神经系统的重组,反复的刺激可以促进这种重组。

(二) 治疗过程

1. 原始期 原发疾病不再进展,生命体征稳定后 48 小时即可开始训练。患者和家属要充分了解障碍和训练。

2. 进行期 治疗师每日给患者进行训练,但此时间是有限的,因此要让家属在家中或病房内配合每日训练内容的巩固。治疗过程中,根据再次评估的结果,重新调整训练目标和训练计划。

3. 结束期 经过一段时间的训练之后,患者的改善不再进展或缓慢,此时就进入了平

台期。可暂停在医院的言语训练,向家属介绍之前训练的内容和方法,进行家庭训练,并可通过随诊给予一定的指导和帮助。

三、失语症康复治疗的预后

(一) 疗效

有资料显示,失语症患者的言语障碍有一定程度的自然恢复能力,其病理基础主要是,未损伤的部分大脑在局部大脑损伤后获得功能。因此,在考虑疗效时,需兼顾自然恢复的部分。现经过大量的临床研究证实了言语治疗的积极作用,其言语功能的恢复不止是自然恢复的结果,更重要的是由专业人员进行系统的言语治疗才能有效。

(二) 预后

对失语症的预后有影响的因素主要有:

1. 病因与病灶部位　不同病因所导致的失语症,其恢复速度与程度均不同。一般来说,颅脑外伤比脑卒中的预后好;病灶小者预后好;单一病灶预后较多发病灶好;初次发病者较复发者预后较好。

2. 年龄　许多研究结果表明,失语症的预后在很大程度上取决于患者发病时的年龄。发病年龄越小,预后越好。

3. 治疗介入时间　是影响恢复的重要因素之一,在患者可耐受治疗的情况下,越早介入效果越好。

4. 智力、文化程度　智力和言语功能改善程度之间成正比关系。智商越高的患者其治疗效果越佳;文化程度越高,预后越好。

5. 利手　左利手或双利手较右利手预后好。

6. 失语症的类型及严重程度　失语症的严重程度与其预后有密切关系。起病时,失语症轻者预后较好。表达障碍比理解障碍患者较好,Broca 失语较 Wernicke 失语预后好,完全性失语的预后最差。

7. 合并障碍　失语症患者如同时合并构音障碍、言语失用或其他高级神经功能障碍等时,预后相对比单纯失语症患者要差。

8. 性格　外向性格较内向性格患者预后好。

9. 其他因素　积极主动训练患者预后好;家属对患者康复支持力度大的患者预后好;患者自身有错误自识能力及自我纠正能力者预后好。

四、失语症康复治疗的方法

(一) 刺激促通法

1. Schuell 刺激疗法

(1)Schuell 刺激疗法的原理:Schuell 刺激疗法是各种失语症治疗方法的基础,是目前应用最广泛的方法。其主要原理见表2-6。

(2)治疗程序的设定

1)刺激条件:①刺激标准:刺激要遵循由易到难、循序渐进的原则。其难易程度体现在多方面:如听刺激是选词的长度、选择时备选答案的多寡和干扰性、刺激材料是否常用。需结合患者的障碍程度,进行选择。②刺激方式:有听觉、触觉、视觉刺激等多种方式,以听觉刺激为主,重症患者应采取多种刺激相结合的方式,然后过渡到听觉刺激模式。③刺激强度:治疗师重复刺激的次数(注意避免单调)、有无辅助刺激等都属于刺激强度的选择。④材料选择:首先优先选择日常生活中常用的字、词,尤其是几乎每日都接触的,如吃饭、睡觉、我要等。其次要结合患者的兴趣、职业、习惯等,选择患者感兴趣的刺激材料。

表2-6 Schuell 刺激疗法的主要原理

刺激原理	说明
利用强的听觉刺激	是刺激疗法的基础,因为听觉模式在言语过程中居于首位,而且听觉模式的障碍在失语症中也很突出
适当的言语刺激	采用的刺激必须能输入大脑,因此,要根据失语症的类型和程度,选用适当的控制下的刺激,难度上要使患者感到有一定难度但尚能完成为宜
多途径的言语刺激	多途径输入,如给予听刺激的同时给予视、触、嗅等刺激(如实物)可以相互促进效果
反复利用感觉刺激	一次得不到正确反应时,反复刺激可能可以提高其反应性
刺激应引出反应	一项刺激应引出一个反应,这是评价刺激是否恰当的唯一方法,它能提供重要的反馈而使治疗师能调整下一步的刺激
正确反应要强化以及矫正刺激	当患者对刺激反应正确时,要鼓励和肯定(正强化),得不到正确反应的原因多是刺激方式不当或不充分,要修正刺激

2)刺激提示:给患者一个刺激后,患者如无反应、部分反应或错误反应时,应予以提示。提示需注意:①提示的前提:要根据刺激和课题的方式而定,如听理解、书写中出现错误,需规定在多少秒后患者错误反应才给予提示等。另需结合患者的具体情况进行考虑,如右利手患者右侧上肢偏瘫用左手写字时,刺激后等待的时间可以适当延长。②提示的方式:方式有语音提示、选词提示、描述提示、手势提示、文字提示。重度患者提示的项目较多,如呼名提示包括描述、手势、词头音等;而轻度的患者常只需用单一方式,如词头音或描述。

考点提示

临床上最常用的训练方法:Schuell刺激疗法的原则及治疗程序的设定

(3)治疗课题评价:治疗师对患者进行治疗时,每一道课题都要对患者的反应进行评价。如患者无反应时,要按规定的方法进行提示。正确反应包括在规定的时间内给出正确答案、延迟反应、自我更正,以(+)表示。无反应和错误答案以(-)表示。

当患者连续无反应或误答时,要考虑预先设计的课题是否适合患者,题目难度应下降一个等级。如经治疗,患者答题率逐渐增加,提示减少,连续三次正答率大于80%以上时,可进行下一个课题的治疗。

(4)反馈:反馈可巩固患者的正确反应,减少错误反应。正强化:当患者回答正确时,应马上肯定重复患者的答案,并及时给予表扬,或将答案改变另外一种刺激方式进行解释,即为正强化。负强化:当患者出现错误的答案和反应时,应马上进行否定并指出正确答案,但注意言语技巧,不应使得患者产生抵触情绪。另外还可以对答案进行说明描述和改变刺激条件等。

（5）治疗课题的选择：失语症大多数会涉及听、说、读、写、计算等方面的障碍，但不同患者每方面障碍的严重程度不可能是相同的。因此，可以按照评估结果，分析患者不同的功能障碍及其严重程度，设计治疗课题，轻度功能障碍者以改善功能为主，重度者以激活残存功能及代偿为主，详见表2-7。

考点提示

为不同言语症状及严重程度、不同类型失语症患者选择合适的治疗课题

表2-7　不同言语症状其严重程度的训练课题

言语症状	程度	训练课题
听理解	重度	听是非反应，词与画或文字的匹配
	中度	执行口头命令，根据听短文做是非判断，正误判断
	轻度	听文章或句子（比中度的句子短文难度加大）做判断
口语表达	重度	复述（字、词、系列语、问候语），称呼（日常用词、单音节词、动词命名）
	中度	复述（短文），读短文，称呼，动作描述（情景画、动作说明、漫画说明）
	轻度	描述事物、日常交流
阅读理解	重度	图和字、词匹配（日常用品、简单动作）
	中度	执行简单的文字指令、情景画、动作、句子、文章配合，读短文回答问题
	轻度	执行较长、较复杂的指令，读长篇文章回答问题
书写	重度	抄写和听写简单的生活用品单词、自己的姓名等
	中度	听写其他单词或短文，书写说明
	轻度	听写长文章，描述书写，写日记，写信件
计算	重度	简单的加减计算（一位数）
	中度	进位加法，退位减法，简单的乘除计算
	轻度	较复杂的加、减、乘、除计算

不同类型的失语症患者功能障碍不同，因此可以按照患者失语症类型选择言语训练课题，详见表2-8。

表2-8　不同类型失语症的重点训练课题

失语症类型	训练重点
Broca 失语	构音训练、口语及文字表达
Wernicke 失语	听理解、复述、会话
命名性失语	口语命名、文字称呼、执行口头指令
传导性失语	复述、听写、看图说话
经皮质感觉性失语	以 Wernicke 失语训练为基础
经皮质运动性失语	以 Broca 失语训练为基础
完全性失语	听理解、视觉理解、口语表达、手势、交流板应用
经皮质混合性失语	以完全性失语训练为基础

2. **阻断去除法** 为 Weigl 提倡的建立在简单再学习的机制假设上的言语治疗法。他认为大脑的损伤,造成了功能的阻断,导致的言语的障碍。认为通过具体言语材料可以促进言语的恢复,且这种恢复不仅局限在所练习过的材料上,还可以推广到相关或相似的材料上。强调在阻断去除的工程中,并未让患者有意识地注意学习内容是什么,而在训练设计上,前刺激所运用的言语材料应需去除阻断的言语材料,应在言语功能上有某种关联,并要求前刺激的言语形式应是完整保留的。具体有单纯法和连锁法两种。治疗师应在掌握该操作方法后,慎重使用。

3. **功能重组法** 为 Luria 所提倡的方法。其学说观点认为,大脑损伤干扰了功能系统,康复则是通过功能系统残存成分的重新组织并加上新的成分,重组出一个新的功能系统。其强调的是高度意识化的一般策略的训练,即利用外部手段的功能代替受损功能,意识化的手段在反复运用中内在化、自动化。功能重组法分为系统内重组和系统间重组。系统内重组有两种方法:一是将受损功能下降一级水平训练,减少障碍效果;二是对障碍活动进行有意识的分析。

(二)实用交流能力训练

实用交流能力训练的目的是使失语症患者最大限度地利用残存的交流能力(言语和非言语),和别人建立有效的沟通,促进患者日常生活交流能力的恢复。

考点提示

失语症常用的交流能力训练方法,尤其是交流效果促进法

1. **交流效果促进法** 交流效果促进法(promoting aphasics communication effectiveness,PACE)其目的是利用接近实用交流的途径来刺激患者。适用于各种类型和程度,尤其是重症失语症。此方法可以充分调动患者的残存沟通能力,适用于小组训练和家庭训练。

(1)原则:交流效果促进法的原则见表2-9。

表2-9 交流效果促进法的原则

原则	内涵
交换新的未知信息	表达者将对方不知的信息传递对方。利用多张信息卡,患者和治疗者随机抽卡,然后尝试将卡上信息传递给对方
自由选择交往手段	不限于口语,如书面语、手势、绘画等手段
平等分担会话责任	表达者与接收者在交流时处于同等地位,会话任务应来回交替进行
根据信息传递的成功度进行反馈	患者作为表达者,治疗者作为接受者时,要给予适当的反馈,促进患者表达方法修正和发展

(2)具体方法:将一叠图片正面向下放在桌上,训练者与患者交替摸取,不许让对方看见自己手中图片的内容,利用各种表达方式(如呼名、描述语、手势等)将图片内容的相关信息传递给对方。双方通过询问、猜测、重复确认、反复质问等方式进行适当反馈。

(3)评价:交流效果的评价见表2-10。

2. **代偿手段的应用** 可利用姿势语言、交流版以及其他高科技的电脑软件、电脑说话器等尽快建立患者与周围人的沟通途径。部分患者表达功能确实无法恢复,也可以通过此方法进行代偿。

3. **姿势语言(点头、摇头、手势等)的训练** 治疗师边说边做动作→治疗师说同时患者做动作→患者模仿动作→治疗师说之后患者做动作→自行用动作回答相应的问题→自行用

动作表达自己的需求。

表2-10 交流效果的评价

评价分	内容
5	首次即将信息传递成功
4	首次传递信息未能令接受者理解,再次传递获得成功
3	通过多次发问或借助手势、书写等代偿手段将信息传递成功
2	通过多种发问等方法,可将不完整的信息传递出来
1	虽经多方努力,但信息传递仍完全错误
0	不能传递信息
U	评价不能

4. 沟通板的应用 沟通板适用于重度表达障碍的患者。可用的有图画板、词板、句子板、复合板。图画板上有多种日常生活所需要的图画,可适用于文化水平低或阅读障碍的患者;词板、句子板适用于有文化水平或可以阅读理解的人;复合板上既有文字又有图画。治疗师可训练患者建立用沟通板的意识及交流中使用沟通板的技巧。

（三）失语症的对症治疗

失语症的对症治疗是失语症最常用的方法之一。

考点提示

失语症的听理解训练方法、口语表达的训练方法、阅读与朗读的训练方法、书写训练的方法

1. 听理解训练

（1）语音辨识:让患者从预先准备好的一段声音中(声音中有语音及自然音的混合)分辨出语音。

（2）听词指图:治疗师将几张图片放在患者前,让患者指出其听到单词的图片。

（3）词语记忆广度扩展:将几张图片摆放在患者面前,治疗师每次说出两个或两个以上的单词,让患者按顺序指出所听到的内容。

（4）句子的理解:将几幅情景画放在患者面前。治疗师用简单的句子描述情景画中的内容,让患者指出相符合的图片。

（5）执行口头指令:从短句开始,如:"请点头。"慢慢过渡到长句和复合句。

2. 口语表达训练

（1）以自动语为线索进行训练:诗词、数数、唱熟悉的歌曲等。通过这种机械、自动言语引导出口语的表达。

（2）使用反义词、关联词、惯用语:反义词:如男——女、上——下;关联词:饭——汤、盆——碗;常用的一些谚语、警句等。

（3）复述:根据患者障碍程度选择复述的内容。直接复述(字、词、词组、短句、复合句)、看图或实物复述、重复复述、延迟复述。

（4）命名训练:用图片或实物让患者进行命名训练。如有困难,可给予词头音、选词等提示。

（5）叙述训练:对于轻度口语表达障碍的患者,可以进行情景画、提问叙述等训练。如患者在过程中出现错语、命名错误等,不要中断患者给予纠正,应在叙述完成后给予纠正。如

患者出现叙述困难而中断时,可给予提示,让其继续。

(6)失语法的训练:在口语表达中,利用促进语法结构建立的技术(如刺激法),也可利用再教的方法,像初学汉语一样,先易后难,循序渐进。

(7)日常生活能力交流训练:需根据患者的实际情况进行,用患者所熟悉的人和事物进行训练。

3. 阅读与朗读训练

(1)视觉匹配作业:选择一些词卡,让患者选择字形相同的词。患者无须理解词的含义,只要有辨认相同、相似图形的能力即可完成。一般要求患者能完全正确完成,才可进行其他训练。

(2)单词的阅读理解:词卡与图匹配、听单词指出相应词卡、词汇分类、词义联系均可进行训练。

(3)单词的朗读:出示每张词卡,反复读给患者听,然后鼓励患者一起朗读,最后让患者自己朗读。

(4)句子的理解:当患者可以阅读理解常见词汇后,可以通过执行文字指令、词语短语匹配作业、组句等进行训练。

(5)句子的朗读:利用句子卡,按单词朗读的要领练习,由慢向快、由短到长增加难度。

(6)篇章的理解:给患者准备短文,让患者默读,就其内容进行提问。

(7)篇章的朗读:从报刊、小说等选择患者感兴趣的内容,同声朗读后鼓励患者自己朗读。每日均应坚持,反复练习。

4. 书写训练　书写不仅涉及言语,还涉及视觉、运动、本体感觉等多种功能。因此,在进行书写训练时,要综合考虑患者各方面的功能障碍。

(1)抄写:适合重度书写障碍、非利手书写、失用症、智力障碍者等。通过书写促进了各器官的联合动作,并可促进对文字的理解。抄写的内容从易到难,循序渐进。

(2)提示书写阶段:适合中度书写障碍者。要求患者按照要求进行书写,便于向自发书写阶段过渡。例:姓名_____职业_____。

(3)自发性书写:适合轻度书写障碍。可要求患者看到物品写出单词、写出完整的句子、记日记、写信等。

本章小结

　　失语症的学习是言语治疗学中最主要的内容。本章节详细介绍了失语症的类型、诊断与鉴别诊断、常用的评估及训练方法。需掌握失语症的概念、症状、鉴别诊断。通过临床的实践学习,能独立完成失语症的评定,掌握失语症的各种训练方法,尤其是Schuell 刺激疗法,根据不同患者的情况,制定个体训练计划。

(欧阳静明)

目标测试

A1 型题

1. Broca 失语的特点

A. 自发言语非流利性   B. 自发言语流利性   C. 词量

D. 无构音和韵律异常   E. 复述相对保留

2. 关于失语症的训练时机,下列说法哪项正确

    A. 正规言语训练开始时期可在急性期,患者病情尚不稳定时

    B. 对发病 2 ~ 3 年后的患者,没有必要做训练

    C. 重度痴呆患者仍适合进行言语训练

    D. 全身状态不佳者仍应进行言语训练

    E. 拒绝或无训练动机及要求者,不适合做言语训练

3. Schuell 刺激疗法的刺激基础是

    A. 听觉刺激   B. 视觉刺激   C. 认知刺激

    D. 知觉刺激   E. 感觉刺激

A2 型题

4. 患者,男性,65 岁,左侧大面积脑梗死致完全性失语,该患者训练重点应放在下列哪项

    A. 听理解表达   B. 口语表达能力训练

    C. 交流能力的代偿性技术的训练   D. 读理解训练

    E. 书写训练

5. 患者,女性,52 岁,颅脑外伤后出现:自发言语流利但有错语,找词困难,迂回语言,理解、复述、书写能力均保留。根据失语症分类,其属于

    A. 运动性失语   B. 感觉性失语   C. 命名性失语

    D. 失写症   E. 失读症

B1 型题

    A. 手势语的训练   B. 图画训练

    C. 沟通板(沟通册)的训练   D. 阅读训练

    E. 书写训练

6. 对重度言语障碍而保留一定的绘画能力的患者,可考虑进行

7. 对经过训练已经恢复实用性口语能力的失语症,可考虑进行

第三章　语言发育迟缓

学习目标

1. **掌握**:语言发育迟缓的康复评定及治疗方法,重点是S-S评价法和语言符号形式与指示内容关系的训练方法。
2. **熟悉**:语言发育迟缓的康复评定目的、程序、症状分类及康复治疗原则和注意事项。
3. **了解**:语言发育迟缓的定义、常见病因、临床表现。

案例

　　小俊是个3岁多的小男孩,出生后一直活泼、聪慧,6个月就会独坐,1岁多可独自行走。平时喜欢玩积木,喜欢与小伙伴玩耍,性格一点也不孤僻。但有一点让他父母非常烦恼,那就是他比别的孩子说话都晚。2岁才会喊"爸爸"、"妈妈",现在3岁多了才会说单词或很短的句子。稍微复杂一点的话,就必须配以手势才能表达,有时因讲不清自己想说的话,急得面红耳赤,甚至发脾气。一开始父母以为小俊听力有问题影响了讲话,但经过医生认真评测后,发现他的听力并没什么问题。
　　请问:1. 除听力外,小俊还应该进行哪些方面评定?
　　　　　2. 对小俊此类小孩采用哪些方面的防治对策?

第一节　概　　述

一、语言发育迟缓的定义

　　语言发育迟缓是指由各种原因引起的儿童言语理解能力或口头表达能力明显落后于正常同龄人的发育水平。因此若发现儿童有语言发育迟缓现象,应努力查找病因。若儿童无明确原因而出现的语言发育明显延迟现象,则称为特发性语言发育障碍或发育性语言迟缓。语言发育迟缓多发生在2~5岁阶段。根据临床表现又可分为发育性语言发育迟缓、模仿性语言发育迟缓和社会性语言发育迟缓三大类。

考点提示

语言发育迟缓的定义

二、语言发育迟缓的常见病因

　　1. **智力发育迟缓**　所占病因的比例最大,患儿的言语接受和表达均较实际年龄迟缓,在发育期间整体智力较正常平均水平有显著降低,并伴有适应性行为障碍。言语的接受(理解)迟缓,导致言语的发出(表达)也迟缓。

2. 听觉障碍　听觉发生障碍时,在无法充分接受言语刺激的情况下,要达成高度的言语发展是相当困难的。听觉障碍分为末梢性听觉障碍(听力损失)及中枢性听觉障碍。

3. 构音器官异常　是指以脑性瘫痪为代表的运动障碍性疾病以及以腭裂为代表的器质性病变等阻碍言语的表达,引起语言发育迟缓。

4. 言语环境不良　在儿童发育的早期特别是在口语学习关键期1~3岁时,父母对孩子缺乏言语训练或少与孩子用言语进行感情交流。

5. 交往障碍(自闭症、自闭倾向等)　如果对作为言语交流对象的存在及语言刺激本身的关心不够,其言语发育必然会受到影响,最典型的病例即是自闭症。

6. 受语言学习限定的特异性障碍(发育性失语症及获得性失语症)　发育性失语症是指单纯性语言功能或能力的某一方面或全面发育迟缓;获得性失语症是指由于中枢神经系统损伤、发育不全或功能失调而造成对语言的理解与表达方面的障碍。两者在临床上不易明确诊断,因此包含在语言发育迟缓中。

三、语言发育迟缓的临床表现

1. 过了说话的年龄仍不会说话,说话晚或很晚。
2. 开始说话后,比别的正常孩子发展慢或出现停滞。
3. 虽然会说话,但不懂言语表情技巧,只会用单词不会用句子交流。
4. 言语应用、词汇和语法应用均低于同龄儿童。
5. 回答问题反应差。
6. 言语理解和遵循指令均困难。
7. 口吃,音准差。

第二节　语言发育迟缓的康复评定

一、语言发育迟缓的评定目的

1. 主要目的是发现和确定患儿是否存在语言发育迟缓。
2. 迟缓属于哪一个类型。
3. 迟缓与正常儿童相比处于哪一个阶段。
4. 为制定或调整训练计划提供依据。

二、语言发育迟缓的评定程序

语言发育迟缓的评定涉及学科及专业较多,其基本程序为以下三步。

1. 资料收集　对正确评价患儿言语现状、推测预后及采取训练方式很重要。

(1)采集病史　现病史、既往史、家庭史、训练史及康复治疗等。

(2)相关专业情况　儿科、耳鼻喉科、行为心理、教育等。

2. 评定　可掌握临床症状及推测预后。

(1)语言行为的评定:大体上要从语意学、语法规则及语用论三个方面进行。在语言发育迟缓 S-S(sign-significate relations)评定法中,它们分别被称为基础性过程、符号形式-指示内容关系及交流态度(图3-1)。

图3-1 语言行为三方面的关系

(2)其他相关评定:主要包括听力评定、皮博迪图片词汇检查(Peabody Picture vocabulary test,PPVT)、伊力诺斯心理言语能力测验(Illinois test of psycholinguitic ablities,ITPA)、韦氏学龄儿童智力检查修订版(WISC—R)、韦氏学龄前儿童智力量表(WPPSI)及构音障碍评定等。现在的听力筛查技术可以在婴幼儿生后3天进行听力检测,在其3个月内明确其听力状况,并能在咿呀学语前(1岁内)进行听力康复,强化言语训练。

三、语言发育迟缓的评定方法

目前,国内尚缺乏专门针对儿童言语障碍的综合评价方法。"S-S语言发育迟缓评价法"由日本于1977年开始研制试用,1989年在日本广泛应用并取得较好效果。我国按照汉语的语言特点和文化习惯研制了汉语版S-S评价法,并于2001年正式应用于临床。通过此方法评价结果与正常年龄水平相比较,即可发现语言发育迟缓儿童。该评价法原则上适合1.5~6岁半的语言发育迟缓儿童,学龄前的儿童获得性失语症也可以参考应用,不适合听力障碍所致语言障碍。该评价法由三个方面组成,即语言符号-指示内容的关系、基础性过程、交流态度,以语言符号-指示内容评价为核心,其比较标准分为以下5个阶段。

1. 阶段1 此为对事物、事物状态理解困难的阶段,特点为:①对外界的认识尚处于未分化阶段,未获得语言;②无目的性对物品摇动、抓握、敲打、舔咬;③不能用某种手段表现出自己的要求;④常可见身体左右摇摆、旋转等;⑤出现反复的自我刺激行为。

2. 阶段2 此为事物基本概念的形成阶段,与阶段1不同的是对事物开始概念化,即能够根据常用物品的用途大致进行操作,也能够理解事物的状况。按水平的高低,阶段2分为3个亚项:①阶段2-1,事物功能性动作;②阶段2-2,匹配;③阶段2-3,选择。其中匹配与选择都是利用示范项进行操作,因为检查顺序不同,对儿童来说意义也不同。

3. 阶段3 此为事物的符号阶段,符号形式与指示内容关系出现分化。语言符号大致分为两个阶段,即手势语阶段(阶段3-1,手势符号阶段)及言语符号阶段(阶段3-2,又分为幼儿语阶段及成人语阶段)。阶段3-1可以通过他人的手势开始理解意思,还可以用手势向他人表达要求等;阶段3-2是将语言符号与事物相联系的阶段。

4. 阶段4 此为组句、语言规则(非可逆态)阶段,能将某事物、事态用2~3个词组和连成句子表达。阶段 4-1(两词句阶段)能理解或表达的两个词句有各种各样,例如属性(大小) + 事物、属性(颜色) + 事物、主语 + 宾语、谓语 + 宾语。阶段 4-2(三词句阶段),在此仅限定于两种形式。即"主语 + 谓语 + 宾语",如妈妈亲宝宝;"属性(大小) + 属性(颜色) + 事物",例如:小黄帽子、大红苹果等。

5. 阶段 5 能够理解三词句表现的事态,且能理解事实与语法规则的关系,与阶段 4-2 的三词句不同的是所表现的情况为可逆。阶段 5-1 为主动语态,如"猫追老鼠"。阶段 5-2 为被动语态,如"老鼠被猫追"。

四、语言发育迟缓的评定结果分析

检查结束后综合各种信息进行分析。如对磁共振成像、CT 结果等进行评价、诊断;并把 S-S 法检查结果显示的阶段与实际年龄语言水平阶段进行比较,如低于相应阶段,可诊断为语言发育迟缓。年龄与 S-S 检查法的关系(表 3-1)。

表 3-1 符号形式 - 指示内容的关系及年龄可通过阶段

年龄	阶段	内容
1.5 ~ 2.0 岁	3-2	言语符号
2.0 ~ 2.5 岁	4-1	主谓 + 动宾
2.5 ~ 3.5 岁	4-2	主谓宾
3.5 ~ 5 岁	5-1	语序规则
5 ~ 6.5 岁	5-2	被动语态

根据交流态度把语言发育迟缓分为 I 群(良好)和 II 群(不良);根据言语符号的掌握以及言语符号与动作性课题之间的关系,把语言发育迟缓分为 A、B、C 三个主群,但这种分群并非一成不变。A 群:分为 Aa 及 Ab 两个亚群,言语符号未掌握;B 群:言语表达困难;C 群:分为 C_a、C_b、C_c、C_d 四个亚群,比实际年龄迟缓。语言发育迟缓症状分类(表 3-2)。

表 3-2 语言发育迟缓的症状分类
(以正常儿童语言发育阶段作标准)

阶段		内容
第 1 阶段		对事物、事态理解困难,能注意事物及他人的行动或声音,对外界刺激能主动的反应(如动作);但对特定事物不能理解,如不能区别食物或非食物,食物以外的也放入口中
第 2 阶段	事物的基础概念	可以理解日常生活中出现或存在的事物间的相互关系,例如:爸爸拿出香烟,患儿则递过火柴。但对符号的理解和使用较为困难。 能用电话玩具模仿打电话,但当你说"电话"是这个吗? 边问边指电话时,他不懂你指的电话是你说"电话"一词
第 3 阶段	事物的符号	能区分符号及其所指的物品(符号和物品对应关系的建立),能理解符号的意义,如:手势、幼儿语、拟声、似态语等。例如:把电话筒放到耳边动作,或根据声音能选择电话玩具

续表

阶段	内容
第4阶段 词句、主要因素	能以幼儿语的方式理解由单词连接成的词组,这时必须从发育的观点观察幼儿对汉语词组理解如何。例如:他可理解"电话"、"女孩"、"狗看人",但不能说
第5阶段 词句、组句	能以成年同样的理解水平理解,按语法规律组成词组(句子)。可理解简单句和复杂句。例如:一个人在看电视。一个人吃完饭后看有趣的电视节目

第三节 语言发育迟缓的康复治疗

一、语言发育迟缓的治疗原则

1. 以所评定的语言发育状况为治疗的出发点 注意以下两点:①在同一阶段内横向扩展,即患儿通过学习已掌握了某一阶段的部分内容,则可以学习这一阶段的其他尚未掌握的内容,并以此为基础逐渐扩展本阶段的学习内容;②向下一阶段水平纵向上升,如果横向扩展训练患儿已经完成并达到目标,则训练转向以提高下一阶段的能力为目标。例如,阶段3-1的手势符号的学习已有成效,则可以提高到3-2阶段的内容学习。

2. 改善患儿的言语环境 治疗是一个动态且持续进行的过程,训练并不限于在治疗室或教室内进行,只要有人际互动时,任何人、时间、地点均可进行。

3. 治疗是双向的过程 治疗师通过示范及扩展儿童的反应,促发儿童学习;另一方面,应创造条件让儿童在开放而包容的环境中主动使用、练习新的言语形式。要去除、减少、补偿与言语有关联的不良因素。

4. 家庭在言语治疗中占有重要的地位 父母应该多给儿童以言语交际的机会,激起孩子说话的欲望;应鼓励指导其把儿童的言语训练结合到日常生活活动中,使患儿能在日常生活中应用。

5. 个性化训练循序渐进 没有一套千篇一律的训练方法,患儿每人有自己的优、缺点,训练计划与方法也应因人而异。

二、语言发育迟缓的治疗方法

语言发育迟缓的治疗目标为:改变或消除基本缺陷,使之达到正常水平;教会其特别的言语行为,改善异常情况使其尽量正常化;提供补偿性的策略来学习言语及沟通技能。为达到以上目标可采取以下治疗方法。

1. 语言符号形式与指示内容关系的训练

(1)阶段1:训练时要利用各种方法结合玩具等感兴趣的教具,使患者能充分注意外界的人与物的存在。

1)注意力的训练:如用能发出声音的微型玩具车等先引起患者的注视,然后训练其对活动事物的持续注意能力。

2)对事物持续记忆的训练:如将患者正在玩的玩具放在毛巾下或箱子中,让其寻找。

3)促进视线接触的游戏:如举高、团团转、逗笑等,通过游戏,增加患者与他人的视线接触,促进意识传递方法的学习。

4)事物的操作训练,从触摸、抓握等单一的操作发展到敲打、拿出等复杂的操作,可利用各种玩具,如搭积木、投环、击鼓等。

(2)阶段2:训练患者能对日常事物有基本的理解,具有事物的匹配、选择能力,并能听懂事物的名称和要求。

1)事物基础概念的学习训练:通过模仿让患者懂得身边日常用品(帽、杯、电话等)的用途。

2)匹配训练:呈现两个以上示范项,患者就手上的一个物品与示范项中的某一个相关物品进行匹配。

3)选择训练:呈现一个示范项,给患者两个以上选择项物品,针对示范项,让患者在选择项中做出合适的选择。

(3)阶段3:训练顺序为:符号形式获得→言语理解→言语表达。

1)手势符号训练:①情景手势符号训练:方法是在日常的情景及训练的游戏中促进和强化,如在与人告别的情况下,挥挥手表示"再见",先让患者看着手势,令其模仿;然后从模仿逐渐进入自发产生阶段。②事物和物品之间关系的手势符号训练:利用仿真娃娃进行训练,把仿真的玩具娃娃放于被训练儿童的面前,将帽子、袜子、手套放于娃娃面前,完成后治疗师拍打玩具娃娃的头部再拍打自己的头部,然后说"帽帽",帮助或诱导儿童选择帽子。袜子、手套用同样方法进行。③手势符号促进语言符号的训练:利用日常生活中出现的场景或治疗室设置的场景,结合儿童的行为进行,治疗师既给予言语刺激同时给予手势符号,并让儿童模仿其手势符号,并将此手势符号固定下来作为此行为及要求的手势符号。也可利用手势符号作为媒介进行短句练习,如"扔掉废纸",治疗师拿着废纸走到纸篓前将其扔掉,然后可让儿童模仿,将此短句的顺序固定下来。

2)语言符号训练:开始可在儿童面前放2~3种物品的图片,治疗师说出物品的名称,请儿童选择,采取用手指指认或用手拿起图片,来进行听理解训练;然后根据儿童进步的情况(注意与记忆)来增加训练图片的数目至3~4或6~9种。语言符号的口语表达训练:表达训练是与语言符号训练同时进行的。对能模仿语言的儿童,应促进其主动口语表达。

3)扩大词汇量训练:包括名词、动词和形容词的分化与扩大训练。如学习动词"坐":①儿童游戏时,治疗师可在旁做体态语符号(坐在椅子上)和说成人语"坐",让儿童模仿体态语并引导语言表达。②治疗师做"坐"的体态语,把椅子放于儿童面前。③治疗师发出成人语"坐",并训练儿童体态语来表达。④治疗师做体态语,并询问"我在干什么呀?",鼓励儿童用语言表达。⑤反复训练,鼓励儿童在日常的生活中用语言(成人语)来表达要求。

(4)阶段4:两词句的语句训练,例如训练"大小+事物",可选用不同大小的鞋和帽子的图片各5张进行训练:①在儿童面前放同一事物同一颜色不同大小的两张图片,治疗师问"哪个是大帽子?""哪个是小帽子?",让儿童选择,以确定儿童理解语句的能力。②并列摆放相同颜色不同大小的鞋和帽子的四张图片作为示范图,用"大的鞋""小的帽子"等的言语刺激让儿童选择相应的图片。③互动游戏:治疗师与儿童交换位置,儿童用语言发出指令,治疗师选择相应的图片。三词句的语句训练,例如:"哥哥吃西瓜"训练中注意训练语法规则,不能表达称"西瓜吃哥哥"。训练方法综上所述,词句的图卡理解训练可以从1/4单位选择逐渐过渡至1/8单位选择,并注意图片放置的顺序。

（5）阶段5：语句的顺序逻辑关系与规则训练，例如，句子"猫追老鼠"：①在儿童面前放一张"猫追老鼠"的大图卡，让儿童注意观察大图卡中动物位置关系。②治疗师将图按"猫"＋"老鼠"的顺序从左到右排列，并让儿童注意小动物各自的位置；然后让儿童练习排列顺序。③训练儿童口语表达句子。在此基础上在训练中可多采用有连词、介词等的句子，并鼓励儿童在日常生活中应用已学会的句子，综合练习可用从易到难的看图说话图卡训练。

2. 游戏疗法　游戏治疗使语言发育迟缓儿童表现出较多有利于社会交往的行为，提高与他人交往的主动性，学习一些基本的社会交往技巧。该治疗在资源教室进行，每周进行1～2次，每次30分钟，2个月共进行9次治疗。治疗者在进行游戏治疗前，全天跟踪观察孩子一周，时间从孩子上午进幼儿园到下午离开幼儿园，而且与孩子一同游戏。治疗时应注意以下几点：①良好的咨访关系对游戏治疗取得成效具有重要意义，在第3次游戏治疗时，孩子就已经和治疗者建立了良好的咨访关系，能够很快地接受治疗者的引导。②角色游戏对改善孩子社会交往具有突出的作用，角色游戏是虚构性和真实性的独特结合。③选择固定的时间对游戏治疗有重要影响，治疗中要有严格的时间表，在固定时间内，做这一时间内应做的事。④相对固定的游戏伙伴有助于团体游戏治疗的进行。⑤有效的治疗技术是游戏治疗实施的有效保障，应用心理治疗中的共情技术使孩子感受到了治疗者的接纳和关心。

3. 家庭环境调整　学习语言的过程与生活环境分不开，语言环境调整的根本目的在于改变那些不适合于儿童学习语言的不良环境，从而改善语言学习状况。大部分语言发育迟缓者在学习语言时还表现出许多幼儿的特征，所以家长要考虑适应他们的训练方法和调整相应的语言环境，主要方法为：①改善家庭内外的人际关系，创造一个和谐、温暖、健康的家庭生活环境。②培养健康性格，良好的兴趣和交往态度。③改善教育方法。④帮助改善交往态度、社会关系和行为习惯。

4. 注意力的训练　采用带有声音的各种玩具和教具所进行的听觉注意力，如带有声音的仿真水果、蔬菜、小动物等；使用彩色小球、照镜子游戏、钓鱼游戏、穿珠珠游戏等开展的视觉注意训练；通过儿童触摸物品或玩具完成对于事物变化的过程所进行的触觉注意训练；通过游戏完成记忆与记忆的转化训练，例如放图形游戏、认颜色游戏，找物游戏等。

5. 交流态度与交流能力的训练　交流训练不需要特殊教材，主要是根据儿童语言发育的水平选用合适的训练项目进行训练，充分引导儿童主动与人交流。可利用符号和指示内容关系的各个阶段训练内容。交流能力训练要根据语言发育的不同阶段进行不同的训练：①语言前阶段：可采用快乐反应来进行抚爱行为形成的训练。如举高高、团团转、逗笑、吹气等游戏导向儿童表现快乐反应的活动。②单词水平阶段：可用容易引起儿童兴趣的玩具，让其能很快理解操作和结果，如鼓槌敲敲、将小球放入小孔内等。③语句水平阶段：尤其要在游戏和日常生活中，交换使用身体动作或音声符号来表达自己的要求。如利用系列性图片轮流看图说话、复述故事、故事接龙及角色扮演等活动。患者经过训练后仍不能形成用语言符号表达时，建议使用代偿性交流手段，如文字板、交流板等。

6. 文字训练　对于语言发育迟缓者，可将文字符号作为言语形成的媒介，尤其是文字符号有助于想起音节。

（1）文字字形的辨别训练

1）几何图形辨别：必须先能够辨别各种图形（10种以上），用形状积木完成训练。

2）单字字形的辨别：让儿童学习单个文字，如从数个文字中选出制定好的某个文字。最初可选择相似性低的文字,逐渐向相似性高的文字发展。

3)单词水平的辨别:最初选择字形及字数相似性低的单词训练,让其先看字样,然后从两个字样的单词中选出某个单词,逐渐再进行相似性高的文字辨别训练。如:小-小羊-毛巾。

(2)文字符号与字意的结合训练

1)字-字匹配训练:给儿童一张文字图片,桌面放数张文字图卡,要求儿童将所拿文字图片与桌面上文字图片进行匹配。

2)字-图选择训练:给儿童数张文字图片,桌面放一张与数张文字有相应图案的图卡(示范项),进行文字的选择。

3)字-图匹配训练:给儿童一张事物图片,桌面放数张文字图片,将事物图片与文字图片进行匹配。

(3)文字符号与声音符号的结合训练:在儿童面前放数张文字图卡,治疗师用音声语言说,让儿童指出相应的字、词。再进一步,让儿童指着图卡的每一个文字与治疗师一同朗读,促进音声语言的表达。对照事物图片,让儿童写出文字,然后一边用手势一边指着文字一边促进用语言发出信号,逐渐做到不看文字也能用语言表达。

三、语言发育迟缓治疗的注意事项

1. 进行一对一训练时,应在安静、宽敞、安全、充满儿童喜爱气氛的训练室中进行。

2. 集体训练可以在训练室内或室外进行,但要根据训练课题的要求选择合适的场地。

3. 使用的物品尽量放在治疗师手边,以方便完成课题内容。

4. 在训练时最好详细记录训练经过,及时检测训练计划的可行性、训练课题的难易度,及时改变刺激的条件、施行数目,以便尽快达到训练目标。

5. 一次的训练课题设定要注意课题项目的集中持续性,30～45分钟设置2～3个训练课题为宜,每个课题施行数目在5～10次左右,水平较低、病情较重的儿童施行数目可增加。

6. 根据儿童的言语发育水平、特点,对其语言、行为等以直接介入、直接训练为主。要注意评价结果和训练程序的一贯性,注意语言的三侧面(即形式性侧面-符号形式-指示内容关系、内容性侧面-基础性过程、功能性侧面-交流态度)。

本章小结

语言发育迟缓是儿童比较常见的功能障碍,康复言语治疗人员应掌握相应的康复评定及康复治疗方法,重点是S-S评价法和语言符号形式与指示内容关系的训练方法,熟悉康复评定目的、症状分类及治疗原则和注意事项。

(温优良)

目标测试

A1 型题

1. 代表性的语言障碍为

   A. 吞咽障碍和失语症　　　　　　　　B. 失语症和儿童语言发育迟缓

C. 儿童语言发育迟缓和失用症　　　　　　D. 吞咽障碍和构音障碍

E. 失语症和构音障碍

2. 小儿脑性瘫痪所出现的最常见语言障碍为

A. 吞咽障碍　　　　　　B. 感觉性失语症　　　　　C. 语言发育迟缓

D. 构音障碍　　　　　　E. 运动性失语症

3. 下列不是脑瘫儿童的语言发育迟缓之临床表现为

A. 说话晚或很晚　　　　B. 不会用句子表达　　　　C. 语言理解困难

D. 语言交流技能较低　　E. 回答问题反应正常

4. 根据符号形式与指示内容关系(S-S)法共分为几个阶段

A. 五个阶段　　　　　　B. 三个阶段　　　　　　　C. 四个阶段

D. 两个阶段　　　　　　E. 六个阶段

5. 语言发育迟缓儿童语言障碍的症状表现在哪一个方面

A. 构音　　　　　　　　B. 声音　　　　　　　　　C. 流畅性

D. 言语　　　　　　　　E. 符号化

6. 在儿童语言发育迟缓训练中,不属于精神鼓励的是

A. 口头的称赞　　　　　B. 给东西吃　　　　　　　C. 贴星星

D. 大人愉悦的表情　　　E. 竖起大拇指

X 型题

7. 下列出现语言理解障碍,语言的表达障碍或两者均存在的是

A. 言语失用　　　　　　B. 失语症　　　　　　　　C. 语言发育迟缓

D. 口失用　　　　　　　E. 吞咽障碍

8. 儿童语言发育迟缓的常见原因为

A. 听力障碍　　　　　　B. 智力低下　　　　　　　C. 语言环境不良

D. 构音器官疾病　　　　E. 中枢神经系统疾病

9. 语言发育迟缓的临床表现

A. 2 岁尚不能说完整的句子

B. 智力测验出现言语智商和操作智商的分离

C. 语句十分生涩难懂

D. 口头语言的理解和表达均受限制

E. 上学后表现阅读、理解和计算困难

10. 语言发育迟缓的训练原则为

A. 以所评定的语言发育状况为训练的出发点

B. 训练是一个动态且持续进行的过程

C. 训练是双向的过程

D. 家庭在语言训练过程中占有重要的地位

E. 训练应因人施教

11. 语言发育迟缓的训练目标是

A. 消除儿童的基本缺陷

B. 改善儿童的异常情况

C. 使之达到正常水平

D. 提供补偿性的策略来学习语言及沟通技能

E. 使其尽量正常化

12. 以下哪些检查适合对语言发育迟缓儿童的评估

A. 听力检查   B. PPVT 检查   C. 语言发育迟缓检查

D. 构音检查   E. WISC-R 成人智力检查

第四章 构 音 障 碍

学习目标

1. 掌握:构音障碍的定义及治疗方法。
2. 熟悉:构音障碍的分类、言语症状及评定方法。
3. 了解:构音障碍的常见病因及评定程序。

案例

　　患者王××,女,4岁,家长诉患者为足月剖宫产,出生体重为4.8kg,出生时有病理性黄疸,曾行蓝紫光治疗数日后消退。患儿1岁时仍不会爬行、独坐、独站及行走,能理解言语,可以发声,但不能说话。当地医院诊断为脑性瘫痪,运动功能障碍,言语功能障碍。言语检查:神清,合作,流涎,撅嘴、咂唇、示齿均不能,舌前伸不能过唇,左右摆动及上挑不能,鼓腮漏气,呕吐反射增强,最长发声时间仅1~2秒,音质嘶哑,音量过低。阅读理解能力正常。

　　请问:1. 王××属于哪一种言语障碍?
　　　　　2. 王××应该做哪些言语训练?

第一节　概　　述

一、构音障碍的定义

　　正常的构音是指自肺产生的气流经过声带的振动后,经由唇、舌、牙齿、上腭、咽喉等构音器官的摩擦或者阻断等动作发出语音的过程。

　　构音障碍是由于神经肌肉病变,导致与言语有关的肌肉麻痹、收缩力减弱或运动不协调所致的言语障碍。主要表现为发音、共鸣、韵律等方面的异常,具体表现在发声困难、发音不准、咬字不清、音响、音调语速、节律等异常和鼻音过重等言语听觉特征的改变。构音障碍仅表现为言语

考点提示
　　构音障碍的定义

输出最后阶段的障碍,词义和语法一般正常。构音障碍可以单独发生,也可以与其他障碍同时存在,如构音障碍合并失语症,构音障碍部分患者伴有咀嚼、吞咽和控制流涎困难。

　　构音障碍的患者具有言语交流所必需的言语符号系统,具有言语的形成、理解能力,但

因神经肌肉病变等,不能形成清晰的言语,而影响言语交流。

二、构音障碍的常见病因

构音障碍临床上极为常见,可见于脑血管意外、脑肿瘤、脑瘫、肌萎缩型侧索硬化症、重症肌无力、小脑损伤、帕金森病、多发性硬化等。也有学者认为构音障碍的发生与个体成长所处的言语环境复杂有关,比如在言语形成阶段被多语种、多方言干扰等。

三、构音障碍的分类及言语症状

(一) 运动性构音障碍

运动性构音障碍又称中枢性构音障碍,是指由于参与构音的相关器官的肌肉系统或神经系统的疾病所致的运动功能障碍,如言语肌肉麻痹,收缩力减弱和运动不协调等。

运动性构音障碍根据神经解剖和言语声学特点分为七种类型(表4-1)。

表4-1 运动性构音障碍分类

分类	常见病因	言语症状
1. 痉挛型构音障碍	(中枢性运动障碍)脑血管病、假性延髓麻痹、脑瘫、脑外伤、脑肿瘤、多发性硬化	说话缓慢费力、发音不准,鼻音过重,缺乏音量控制,语音语调单调,元音和辅音歪曲,鼻音过重,伴有话语短和面部表情改变
2. 迟缓型构音障碍	(周围性运动障碍)脑神经麻痹、延髓、肌肉本身障碍、进行性肌营养不良、外伤、感染、循环障碍、代谢和变性性疾病	不适宜的停顿,气息音,辅音错误,鼻音减弱,低音量
3. 运动失调型构音障碍	(小脑系统障碍)肿瘤、多发性硬化、酒精中毒、外伤	元音、辅音歪曲较轻,主要以韵律失常为主,声音的高低强弱呆板震颤,初始发音困难,声音大,重音和语调异常,发音中断明显
4. 运动过强型构音障碍	(锥体外系障碍)舞蹈病、肌阵挛、手足徐动	元音、辅音歪曲,失重音,不适宜的停顿,费力音,发音强弱急剧变化,鼻音过重
5. 运动过弱型构音障碍	(锥体外系障碍)帕金森病	发音为单一音量、单一音调、重音减少,有呼吸音或失声现象
6. 混合型构音障碍	(运动系统多重障碍)肌萎缩性侧索硬化症、多发性硬化、威尔森病	①肌萎缩性侧索硬化症主要表现为鼻音化构音、气息音、言语速度减慢、舌的力量降低、音节的重复速度减慢②多发性硬化主要表现为音量控制失常、嗓音嘶哑费力、不适宜的音量控制、发音歪曲、不同程度的鼻音化构音、重音过强或语调平直③威尔森病主要表现为音量单一、音调单一、不适宜的停顿、发音急促和费力,鼻音化构音、辅音歪曲、言语速度减慢和发音延长
7. 单侧上运动神经元损伤型	大脑单侧上运动神经元损伤	辅音发音不清,不规则的发音停顿,语速慢,粗糙或费力音,轻度鼻音化,部分语速快,过度重音或缺少重音变化,音量变低,部分严重病例合并失语症、失用症

（二）器质性构音障碍

器质性构音障碍是由于构音器官的形态异常导致功能异常而出现的构音障碍。造成构音器官形态异常的原因有：①先天性唇腭裂；②先天性面裂；③齿裂咬合异常；④外伤致构音器官形态及功能异常；⑤神经疾患致构音器官麻痹；⑥先天性腭咽闭合不全；⑦巨舌症，其中最具代表性的为唇腭裂。

器质性构音障碍的言语症状见表4-2。

表4-2 器质性构音障碍主要言语症状表

分类	语音特点	检查音
声门爆破音	语音清晰度低，在发某些辅音时，声音似从咽喉部硬挤出，发[ka]时，只能听到[a]	[pa]、[ta]、[ka]、[chi]、[c]
喉摩擦音	发音时舌根和咽喉摩擦而形成，无舌尖运动不明显	[s]、[ci]、[t]、[d]
咽喉爆破音	语音清晰度低，发音几乎是通过舌根和咽后壁的闭锁和开放来完成	[k]、[g]
腭化构音	发音时患者舌背呈卷曲状，摩擦音、鼻音等可出现腭化构音，发"猜一猜"等语句时常听到异常语音	[k]、[g]、[c]
侧化构音	气流从患者口腔的一侧或两侧流出，如把[ki]发成[gi]，并听到气流杂音	[i]、[sa]、[za]、[j]
鼻腔构音	发音时构音点在鼻腔，把[gu]发成[ku]。在发声时堵住鼻孔，就难以发出声音	[i]、[u]

（三）功能性构音障碍

功能性构音障碍，即构音器官无形态异常和运动功能异常，听力水平正常，言语发育已达到4岁以上水平，构音错误已固定化，但找不到原因。功能性构音障碍可能与言语的听觉分辨、语音分辨能力、认知因素有关，大多数病例通过构音训练可痊愈。功能性构音障碍的言语症状如下：

（1）在正常言语发育中见到的构音错误，如[k]-[t]、[g]-[d]等位置替代。

（2）[zh]、[ch][sh]发成[z]、[c][s]，例如把"知"发成"滋"，"吃"发成"次"，"是"发成"四"。

（3）声母、韵母的歪曲、省略。

（4）鼻腔构音：用舌背闭锁口腔，从鼻腔发出气流和声音，如[i]、[u]等。

考点提示

构音障碍可分为三大类，分别为运动性构音障碍、器质性构音障碍、功能性构音障碍

构音障碍的病情取决于神经病学状态和进展情况，言语肌群运动的速度、力量、范围、方向和协调性是患者言语是否清晰的关键。双侧皮质下和脑干损伤、退行性疾病如肌萎缩型侧索硬化等预后最差。脑瘫患者如有频繁的吞咽困难和发音不良，预后亦较差。如果言语肌群严重受损，不能产生任何可被理解的语音，这种障碍称作讷吃，这种患者用言语进行交流十分困难，多采用书写方式与他人进行交流和沟通。

第二节 构音障碍的康复评定

构音障碍评定的方法种类较多,本章节主要用中国康复中心构音障碍评定法,此方法由两部分组成,一部分是构音器官检查,包括呼吸、喉、面部、口、硬腭、舌、下颌、反射等功能检查;另一部分是构音评定,包括会话、单词检查、音节复述检查、文章水平检查和构音类似运动检查。该方法对评定构音障碍的有无、程度、分类和治疗有明显的指导意义。

一、构音器官检查

构音器官检查开始前,应向患者解释检查目的,按构音器官检查记录表(表4-3)和构音器官检查方法要求进行(表4-4)。

表4-3 构音器官检查记录

Ⅰ呼吸

1. 呼吸类型:胸腹__胸__腹__　2. 呼吸次数:__次/分　3. 最长呼吸时间:__秒　4. 快呼气:能__不能__

Ⅱ喉功能

1. 最长发音时间:__秒

2. 音质、音调、音量

a. 音质异常__	b. 正常音调__	c. 正常音量__	d. 总体程度 0123	e. 吸气时发声
嘶哑__	异常高调__	异常过高__	气息声 0123	无力声 0123
震颤__	异常低调__	异常过低__	费力声 0123	粗糙声 0123

3. 音调、音量匹配

a. 正常音调__	b. 正常音量__
单一音调__	单一音量__

Ⅲ面部

a. 对称__不对称__　b. 麻痹(R/L)__　c. 痉挛(R/L)__　d. 眼睑下垂(R/L)__

e. 口角下垂(R/L)__　f. 流涎__　g. 怪相:__扭曲__抽搐__　h. 面具脸__　i. 口式呼吸__

Ⅳ口部肌肉

1. 撅嘴__	2. 咂唇__	3. 示齿__	4. 唇力度__
a. 缩拢范围正常__	a. 力量正常__	a. 范围正常__	a. 正常__
缩拢范围异常__	力量减低__	范围缩小__	减弱__
b. 对称缩拢__	b. 口角对称__		
不对称缩拢__	口角不对称__		

Ⅴ硬腭

a. 腭弓正常__　高窄腭弓__　b. 新生物__　c. 黏膜下腭裂__

Ⅵ腭咽机制

1. 大体观察

a. 正常软腭高度__
   软腭下垂(L/R)__

b. 分叉悬雍垂 L/R)__

c. 正常扁桃体__
   肥大扁桃体__

d. 节律性波动__
   或痉挛__

2. 软腭运动

a. 中线对称__

b. 正常范围__
   范围受限__

c. 鼻漏气__

d. 高鼻腔共鸣__
   低鼻腔共鸣__
   鼻喷气声__

3. 鼓颊

a. 鼻漏气__
   口漏气__

4. 吹

a. 鼻漏气__
   口漏气__

Ⅶ舌

1. 外伸

a. 正常外伸__
   偏移(L/R)__

b. 长度正常__
   外伸减少__

2. 舌灵活度

a. 正常速度__
   速度减慢__

b. 正常范围__
   范围减小__

c. 灵活__
   笨拙__
   扭曲__

3. 舔唇左右侧

a. 充分__
   不充分__

Ⅷ下颌

1. 颌张开闭合

a. 正常下拉__
   异常下拉__

b. 正常上抬__
   异常上抬__

c. 不稳定扭曲__
   或张力障碍性
   运动__

d. 下颌关节杂音__
   膨出运动__

2. 咀嚼范围

a. 正常范围__
   减少__

Ⅸ反射

1. 角膜反射__

2. 下颌反射__

3. 眼轮匝肌反射__

4. 呕吐反射__

5. 缩舌反射__

6. 口轮匝肌反射__

表4-4 构音器官检查方法

用具	检查者指令	方法及观察要点
I 呼吸(肺)		
无	"坐正,两眼往前看"	患者的衣服不要过厚,较易观察呼吸的类型。观察是胸式、腹式、胸腹式。如出现笨拙、费力、肩上抬,应作描述
无	"请你平静呼吸"	检查者坐在患者后面,双手放在胸和上腹两侧感觉呼吸次数。正常人 16~20 次/分
无	"请你深吸气后,以最慢的速度呼气"	用放在胸腹的手,感觉患者是否可慢呼气及最长呼气时间,注意同时看表记录时间,呼气时发[f]、[s]
无	"请你用最快的速度吸一口气"	仍用双手放在胸腹部感觉
II 喉功能		
无	深吸一口气然后发"啊",尽量平稳发出,尽量长	1. 不要暗示出专门的音调音量,按评定表上的项目评定,同时记录时间,注意软腭上提、中线位置 2. a. 正常或嘶哑,气息声急促、费力声、粗糙声及震颤 　 b. 正常或异常音调,低调 　 c. 正常或异常音量 　 d. 吸气时发声
无	"请合上我唱的每一个音"	3. 随着不同强度变化发出高音和低音,评定患者是否可以合上,按表上所列项目评定
III 面部		
无	请看着我	这里指的是整个脸的外观,脸的绝对对称很可能不存在,不同的神经肌肉损伤,可具有不同的面部特征: a. 正常或不对称;b. 单侧或双侧麻痹;c. 单侧或双侧痉挛;d. 单侧或双侧眼睑下垂;e. 单侧或双侧口角下垂;f. 流涎;g. 扭曲、抽搐、鬼脸;h. 面具脸;i. 口式呼吸
IV 口部肌肉检查		
无	"看着我,像我这样做(同时示范缩拢嘴唇的动作)"	评定嘴唇:a. 正常或范围缩小 　　　　 b. 正常或不对称
无	"闭紧嘴唇,像我这样(示范 5 次),准备,开始"	评定嘴唇:正常或接触力量降低(上下唇之间)
无	"像我这样示齿"(示范2次)	观察:a. 正常范围或范围减小 　　 b. 口角对称或偏移
带绒线的纽扣	"请张开口,把这个纽扣含在唇后,闭紧嘴唇,看我是不是很容易把它拉出来"	把指套放在纽扣上,把它放在唇后、门牙之前,患者用嘴唇含紧纽扣后,拉紧线绳,逐渐增加力量,直到纽扣被拉出或显出满意的阻力: a. 正常唇力 b. 减弱

续表

用具	检查者指令	方法及观察要点
V 硬腭		
指套、手电筒	"头后仰,张口"	把指套戴在一只手的示指上,用另一只手打开手电筒照在硬腭上,从前到后、侧面及四周进行评定,用示指沿中线轻摸硬腭,先由前到后,再由左到右。 观察指动:a. 正常腭弓或高窄腭弓 b. 异常生长物 c. 皱褶是否正常 d. 黏膜下腭裂
VI 腭咽机制		
手电筒	"张开口"	照在软腭上,在静态下评定软腭的外观及对称性。观察要点: a. 正常软腭高度或异常软腭下垂 b. 分叉悬雍垂 c. 正常大小,扁桃体肥大或无腭扁桃体 d. 软腭节律性波动或痉挛
手电筒和小镜子或鼻息镜	"再张开你的嘴,尽量平稳和尽量长的发'啊'(示范至少10秒),准备,开始"	照在软腭上,评定肌肉的活动,并把镜子或鼻息镜放在鼻孔下。观察要点: a. 正常中线无偏移或单侧偏移 b. 正常或运动受限 c. 鼻漏气 d. 高鼻腔共鸣 e. 低鼻腔共鸣,鼻喷气
小镜子和鼻息镜	"鼓起腮,当我压迫时不让气体从口或鼻子漏出"	把拇指放在一侧面颊上,把中指放在另一侧面颊,然后两侧同时轻轻的施压力,把鼻息镜放在鼻孔下 观察要点:鼻漏气或口漏气
气球和镜子	"努力去吹这个气球"	当患者企图吹气球时,把镜子放在鼻孔下 观察要点:鼻漏气或口漏气
VII 舌		
无	"请伸出你的舌头"	评定舌外伸活动: a. 正常外伸或偏移 b. 正常或外伸缩短,如有舌肌萎缩,肿物或其他异常要做记录
无	"伸出舌,尽量快地从一侧向另一侧摆动(示范至少3秒),开始"	评定速度、运动状态和范围: a. 正常或速度减慢 b. 正常或范围受限 c. 灵活、笨拙、扭曲或张力性障碍
无	"伸出舌,舔嘴唇外侧及上下唇"(示范至少3次)	观察要点: 活动充分、困难或受限

续表

用具	检查者指令	方法及观察要点
Ⅷ下颌(咀嚼肌)		
无	"面对着我,慢慢地尽量大的张开嘴,然后像这样,慢慢地闭上(示范3次),准备好,开始"	把一只手的示指、中指和无名指放在颞颌关节,评定下颌的运动是否沿中线运动或有无异常的下颌运动。观察要点: a. 正常或异常的下颌下拉 b. 正常或偏移的下颌上抬以及不自由的张力障碍性运动弹响或异常突起
Ⅸ反射		
细棉絮	"请睁眼,被检查眼球向内上方注视"	用棉絮从旁边轻触角膜,引起眼睑急速闭合,刺激后闭合为直接角膜反射,同时对侧眼睑闭合为间接反射; a. 被检侧消失,直接反射(+) b. 对侧消失,间接反射(+) c. 反射类型:一侧三叉神经疾患 患侧直接反射(+) 间接反射(-) d. 反射类型:一侧面神经麻痹
叩诊锤	"下颌放松,面向前方"	将左手拇指轻放于下颌齿裂上,右手持叩诊锤轻叩拇指,观察其反射有无及强弱程度,轻度咬肌收缩或明显收缩为阳性,无咬肌收缩为阴性
叩诊锤	"双眼睁开向前看"	用叩诊锤轻叩眼眶,两眼轻闭或紧闭为阳性;无闭眼为阴性,左右有差异要记录
长棉棒	"仰起头,大张开口"	用长棉棒轻触咽弓周围,呕吐反应为阳性,无呕吐反应为阴性
纱布块	"伸出舌"	用纱布握住舌体突然向前拉舌,突然后缩为阳性,无后缩为阴性
叩诊锤	"口部放松"	轻叩唇周,向同侧收缩为阳性,不收缩为阴性,需要注明左(L)右(R)

二、构音评估

构音评估是以普通话语音为标准音,结合构音类似运动对患者的各个言语水平及其异常的运动障碍进行系统评定,从而找出患者言语中存在的问题,并根据评估结果制定康复计划及评价治疗效果。

检查范围及方法

1. 会话 通过询问患者的姓名、年龄、职业和发病情况等,观察患者是否可以发声、讲话,音量、音调变化是否清晰,有无气息声、粗噪声、鼻音化、震颤等。一般5分钟左右即可,需要录音。

2. 单词检查 此项由50个单词组成,根据单词的意思制成50张图片,将图片按记录表中的顺序排好。表中的所有单词和文章等检查项目及记录均用国际音标,无法记录的要尽量用文字描述。检查时首先向患者出示图片,患者根据图片的意思命名,不能自述采用复述引出,边检查边将检查结果记录在表上,对于正确、置换、省略、歪曲等的标记符号和描述方法如下(表4-5)。

表4-5　构音障碍记录方法

表达方式	判断类型	标记
自述,无构音错误	正确	○(画在正确单词上)
自述,无歪曲但由其他音替代	置换	—(画在错误音标下)
自述,省略,漏掉音	省略	╱(画在省略的音标上)
自述,与目的音相似	歪曲	△(画在歪曲的音标上)
说出哪个音节	歪曲严重、无法判断	×(画在无法分辨的音标下)
复述引出		( )(画在患者复述出的词上)

3. 音节复述检查　此表是根据普通话发音设计,共140个音节,均为常用音节。目的是在患者复述时,注意患者的异常构音运动的同时观察其发音点,发现其构音特点及规律。

方法:治疗师念一个音节,患者复述,标记方法同单词检查,同时把患者异常的构音运动记入构音操作栏,确定发声机制。

4. 文章水平检查　通常选用的文章是一首儿歌,有阅读能力的患者自己朗读,不能读的由治疗师领读,患者复述,记录方法同前。通过在限定连续的言语活动中,观察患者的音调、音量、韵律、呼吸。

例:冬天到,冬天到,北风吹,雪花飘,

　小朋友们不怕冷,排起队来做早操,

　伸伸臂,弯弯腰,锻炼锻炼身体好。

5. 构音类似运动检查　依照普通话的特点,选用有代表性的15个音的构音类似运动,如[f](f)、[p](b)、[p′](p)、[m](m)、[s](s)、[t](d)、[t′](t)、[l](l)、[k](g)、[k′](k)、[x](h)等,(注:[ ]内的为国际音标,( )内为汉语拼音)。

方法:治疗师示范,患者模仿,观察患者,并在结果栏标出能与不能项。

6. 结果分析　将前面单词、音节、文章、构音运动检查发现的异常,分别记录加以分析,确定类型,共9个栏目,下面分别说明:

(1)错音:是指发什么音出现错误,如[p](b)、[p](p)、[k](g)。

(2)错音条件:在什么条件下发成错音。

(3)错误方式:所发成的错音方式异常。

(4)一贯性:包括发声方法和错法。

(5)发声方法:发音错误为一贯性的以"＋"表示,非一贯性以"－"表示。

(6)错法:错误方式与错音是一致的,以"＋"表示,不一致以"－"表示。

(7)被刺激性:以音节或音素形式进行提示,能纠正构音错误的为有被刺激性,以"＋"表示,反之为无被刺激性,以"－"表示。

(8)构音类似运动:可以完成以"＋"表示,不能完成以"－"表示。

(9)错误类型:经前面检查分析,依异常特点从当前26种类型构音障碍中选一项或几项相符类型填入结果分析表的错误类型栏内。

7. 总结　把患者的构音障碍特点归纳分析,结合构音运动和训练计划进行总结。常见的构音异常如下(表4-6)。

表4-6 常见的构音异常

错误类型	举例		说明
省略	布鞋[buxie]	物鞋[wuxue]	
置换	背心[beixin]	费心[feixin]	
歪曲	大蒜[dasuan]	类似"大"中"d"的声音,并不能确定为置换的发声	
口唇化		相当数量的辅音发成 b、p、f 的音	
齿背化		相当数量的音发成 z、c、s 的音	
硬腭化		相当数量的音发成 zh、ch、sh 和 j、q、x 的音	
齿龈化		相当数量的音发成 d、t、n 的音	
送气音化	布鞋[buxie] 大蒜[dasuan]	铺鞋[puxie] 将多数不送气音发成送气音 踏蒜[tasuan]	
不送气化	踏[ta]	大[da]	
边音化		相当数量的音发成 l 的音	
鼻音化	怕[pa]	那[na]	
无声音化		发音时部分或全部音只有构音器官的运动但无声音	
摩擦不充分	发[fa]	摩擦不充分而不能形成清晰的摩擦音	
软腭化		齿背音,前硬腭音等发成 g,k 的音	

三、构音障碍的评定程序

(一) 评定目的

1. 判定构音障碍的有无、种类和程度。

2. 推定原发疾病及损伤部位,评定结果可作为制定治疗计划的依据。

(二) 评定顺序

评定包括构音器官评定和构音评定两部分,一般先做构音器官评定,后做构音评定。

(三) 评定内容

1. 构音器官的评定

(1) 目的:通过构音器官的形态和粗大运动检查来确定构音器官是否存在器官异常和运动障碍。常常需要结合医学、实验室检查、言语评定才能做出诊断。另外,病史、听觉和整个运动功能的检查可为准确的诊断提供依据。

(2) 范围:包括肺(呼吸情况)、喉、面部、口部肌肉、硬腭、腭咽机制、舌、下颌和反射九个方面。

(3) 用具:压舌板、笔式手电筒、长棉棒、指套、秒表、叩诊锤、鼻息镜等。

(4) 方法:在观察安静状态下构音器官的同时,通过指示、模仿,使其做粗大运动并对以下方面做出评定。

1) 部位:了解构音器官哪个部位存在运动功能障碍。

2) 形态:确认各构音器官的形态是否异常。

3) 性质:确认构音器官异常是中枢性、周围性还是失调性。

4）程度：判定构音器官异常的严重程度。

5）运动速度：确认是单纯运动，还是反复运动，是否速度低下或有无节律变化。

6）运动的力：确认构音器官肌力是否低下。

7）运动范围：确认构音器官运动范围是否受限，协调运动控制是否低下。

8）运动的精确性、圆滑性：可通过构音器官协调运动和连续运动判断。

（5）检查说明：做每项检查前应向患者解释检查目的，按构音器官检查记录表检查和构音器官检查方法的要求记录。

2. 构音评定

（1）房间设施要求

1）房间内应安静，与外界隔音，房内色彩不可过于丰富，没有可能分散患者注意力的物品。

2）光线充足，通风良好，有冷暖设施，放置两把无扶手椅和一张训练桌。

3）患者座椅的高度以检查者与患者处于同一水平为宜。

4）检查时，检查者与患者一般隔着训练台相对而坐，也可以让患者坐在训练台的正面，检查者坐在侧面。

5）为避免患者分散注意力，除非是年幼儿童或有极其严重的亲属依赖症状者，评估室内不得有患者亲属或护理人员陪伴。

（2）检查用具：单词检查用图卡50张，记录表、压舌板、消毒纱布、卫生纸、吸管、鼻息镜、录音机。上述检查物品应放在一清洁小手提箱内。

（3）检查范围：会话、单词检查、音节复述检查、文章水平检查和构音类似运动检查五个方面。

第三节 构音障碍的康复治疗

一、构音障碍的治疗原则

1. 训练时必须根据个体构音器官及构音评定结果，对患者进行有针对性、有目的性、详细而周密的构音障碍训练，并根据患者训练进展情况及时调整训练内容和方法。

2. 训练要遵循循序渐进、由易到难的原则。制定训练计划时，训练难度要适中，过高过低都会影响训练效果，训练内容要尽可能与患者的生活、年龄、认知水平等相匹配，注意趣味性。

3. 治疗师与患者之间要建立一种互相信任关系。

4. 注意使用强化等行为激励方法。

二、构音障碍的治疗方法

构音障碍治疗的目的是改善患者构音器官的运动功能，促使患者能说话。治疗一般按呼吸、喉、腭和腭咽区、舌体、舌尖、唇、下颌运动的顺序进行。治疗时要求室内安静，温度适宜，无外界干扰。治疗时的言语要缓慢，语调平稳，声调要低，保持平静、松弛的气氛。治疗多采用一对一治疗。一般情况下一次治疗30分钟为宜。

（一）放松训练

痉挛型构音障碍的患者,通常存在咽喉肌紧张,并且肢体肌肉张力也增高,通过放松肢体的肌紧张可以使咽喉肌群相应放松。帮助构音改善的同时可以帮助调整患者的情绪。放松部位主要有

考点提示

构音障碍训练前的准备:放松训练

足、腿、臀部的放松、腹胸和背部的放松、手和上肢的放松、肩、颈和头部的放松。

放松训练的目的是鼓励患者通过自身各部位的紧张与放松的对比来体验松弛感。这些活动不必严格遵循顺序,可根据患者的情况,把更多的时间花在某一部位的活动上。如果这些患者在治疗室学会了某些放松的技巧,并能在家中继续练习则非常有益。当患者有所进步时,鼓励患者用适当的时间做选择性的放松活动。例如,看电视或躺在床上时,做某种放松活动。

（二）呼吸训练

呼吸气流的量和呼吸气流的控制是正确发声的基础,呼气的适当控制是正确发声的关键,不改善呼吸控制能力就不能改善发音。建立规则的、控制的呼吸能为发声、发音动作和韵律联系打下坚实的基础。呼吸是构音的动力,而且必须在声门下形成一定的压力方能产生理想的发音和构音。

考点提示

构音障碍的呼吸训练方法

1. 调整坐姿 应做到躯干挺直,双肩水平,头部中立位。如果患儿年龄小又不能坐稳,可将患儿放入坐姿矫正椅中,四周用毛巾垫好,尽量使孩子保持正确的体位进行训练。如果患儿呼气时间短,可采取卧位进行训练。训练时间根据患者的需要及耐受性决定。

2. 训练方法

(1)上臂运动:做上肢外展和扩胸运动同时进行呼吸训练或发声训练。

(2)延长呼气时间和增加呼气力量:在呼气末轻压患者腹部。

(3)增加气流:可以做吹乒乓球、吹哨子、吹蜡烛、吹纸片、吹羽毛的练习。

（三）构音运动训练

分析患者的评价结果,可发现构音器官的运动力量、范围、运动的准确性是否正常。首先集中训练运动力量、范围和运动的准确性,随后再进行速度、重复和交替运动练习。

考点提示

构音障碍的构音运动训练:包括下颌、口唇、舌等的运动训练方法

1. 下颌运动训练 当出现下颌的下垂或偏移使双唇不能闭合时,可以用手拍打下颌中央部位和颞颌关节附近的皮肤,不仅可以促进双唇的闭合,还可以防止下颌的前伸。也可以利用手法帮助下颌的上抬,做法是把左手放在患者的颌下,右手放在头部,左手用力协助下颌的上举和下拉运动,逐步使双唇闭合。

2. 舌、唇运动训练 多数脑瘫患儿都有不同程度口唇运动障碍而致发音歪曲或置换成其他音,所以要训练患儿唇的展开、闭合、前突和后缩运动。另外也要训练舌的前伸、后缩、上举和侧方运动等。轻症者可主动完成,重症者可利用压舌板和手法帮助完成以上运动。

(1)可以利用 Rood 法促进双唇的闭合和舌的运动(用冰棉棒、冰块对面部、口唇和舌进行刺激),每次 1～2 分钟,每日 3～4 次。

(2)也可以用刷子快速地刺激(5 次/秒)双唇。

（3）还可以用小勺子把食物放在双唇前,让患儿用唇将食物吸入口内来训练唇的运动控制。通过变化食物种类加强训练难度。

这些运动不仅可以为发双唇音做好准备,流涎症状也可以逐步减轻或消失。

3. 下颌和双唇联合运动　先让患者做咀嚼运动,待巩固后,在做咀嚼的同时发声,随后就可以在咀嚼时说单词来进行训练。

4. 软腭抬高运动训练　构音障碍患者常由于软腭运动无力或软腭运动不协调造成共鸣异常和鼻音过重。为了提高软腭的运动能力,可采用以下方法:

（1）用力叹气可促进软腭抬高。

（2）用"推撑疗法",即两手掌相对推,并同时发出"啊"音,随着一组肌肉的突然收缩,而其他肌肉也趋向收缩,从而增加腭肌的功能。

（3）重复发爆破音与开元音"pa、da";重复发摩擦音与闭元音"si、shu";重复发鼻音与元音"ma、ni"。

（4）发音时将镜子、手指或纸巾放在鼻孔下观察是否漏气。

（四）发音训练

1. 发音启动

（1）呼气时嘴张圆发"h"音的口形,然后发"a"。反复练习后可发不同长短的"h"、"a"和"ha"。

（2）与上述练习相同,做发摩擦音口形,然后发元音口形"su"。

（3）当喉紧张出现嘶哑时,可做局部按摩和放松动作,也可让患者处在很轻松的打呵欠状态时发声,还可以训练患者随着"h"的音发音。

2. 持续发音

（1）当患者能够正确启动发音后可进行持续发音训练。一口气尽可能长时间地发元音,用秒表记录持续发音时间,最好能够达到15～20秒。

（2）由一口气发单元音逐步过渡到发两个或三个元音。

3. 音量控制　呼吸是发音的动力,自主的呼吸控制对音量的控制和调节也极为重要。因此要训练患者强有力的呼吸并延长呼气时间。儿童可以利用声控玩具训练,成人可使用有监视器的言语训练器,患者在发音时监视器的图形变化以训练和调节发音的音量。也可指导患者进行如下练习:

（1）指导患者持续发"m"音。

（2）"m"音与"a"、"i"、"u"等音一起发,逐渐缩短"m"音,延长元音。

（3）朗读声母为"m"的字、词组、语句。目的是改善呼气和音量,通过口唇的位置变化将元音进行对比,促进元音的共鸣。

例如:麻　麻雀　麻雀飞走了

蜜　蜜蜂　蜜蜂在花丛中飞舞

木　木头　木头堆得好整齐啊

（4）为改善音量控制,进行音量变化训练时可数数,音量由小到大,然后由大到小,或音量一大一小交替。在复述练习中,鼓励患者用最大音量。

4. 鼻音控制训练　鼻音过重是由于软腭运动减弱,腭咽部不能适当闭合而将鼻音以外的音发成鼻音,在脑瘫患儿中较为常见。治疗师可采用引导气流通过口腔的方法进行训练。

（1）鼓腮:深吸气,鼓腮,维持数秒后呼气。

（2）引导气流通过口腔：将直径不同的吸管放在口中，进行吹蜡烛、吹喇叭、吹哨子训练。

（3）"推撑"疗法：让患者将两手掌放在桌子上向下推或放在桌面下向上推，同时发"阿"音。这样可以增加腭肌收缩和上抬。

（4）练习发双唇音、舌后音等：如[ba]、[da]、[ga]，尤其是舌根音[ka]，可以加强软腭肌力，促进腭咽闭合。

（5）腭托的使用：当重度构音障碍的患者鼻音过重训练后，仍无明显改善时，可以使用腭托。

（五）正音训练及补偿

大部分构音障碍患者表现为发音不清，在评价时有些患者能够正确读字、词，但在对话时单音发音不准确，应把训练的重点放在正音训练上，然后再逐渐过渡到练习字、词、词组、语句朗读。要求患者在朗读和对话时，减慢言语速度，使他们有足够时间完成每个音的发音动作。

当患者发单音困难时，治疗师首先应明确患者的舌、唇、颌以及软腭的运动范围、运动力量、运动速度、协调性和准确性的训练已顺利完成，才能进行正音训练。

1. 正音训练　正音训练由易到难，根据患者个人具体情况来选择，患者发音时照镜子，便于及时纠正自己的发音动作。对于成年患者最好使用真实言语，使患者易于接受，对于治疗师而言，在此阶段语音的建立比词的应用更重要。

（1）鼓励患者看治疗师的发音动作，练习发[b]音。

（2）双唇紧闭，鼓腮，使口腔内气体压力升高，在发音的同时突然让气体从双唇爆破而出。

（3）朗读由[b]开头的绕口令。例如：白石白又滑，搬来白石搭白塔。白石塔，白石塔，白石搭石塔，白塔白石搭，搭好白石塔，白塔白又滑。

2. 补偿技术　发音器官的肌肉无力，运动范围受限或运动缓慢造成一些患者不能完全准确的发音。在此情况下，可以让患者学习发音补偿以便使语音接近正常和能被他人听懂。

（六）言语节奏训练

对构音障碍中存在重音、语调和停顿不当与不协调的现象进行训练，称之为言语节奏训练。训练时可以借助电子琴等乐器让患者随音乐的变化训练音调和音量，也可用"可视语音训练器"。节律训练可以使用节拍器，设定不同的节律和速度，患者随节奏纠正节律异常。

1. 重音与节奏训练　节奏和重音相互依存，很难分开，因此在治疗时两者使用共同的方法。

（1）呼吸控制：可使重音和轻音显示出差异，从而产生言语的节奏特征。

（2）和节拍朗诵：治疗师用手敲打桌子，患者随着节拍朗读诗歌，可以帮助患者控制言语节奏。

（3）日常对话中进行重音训练：重音是为了突出语意重点或为了表达强烈情感，刻意用强音量读出想要强调的部分，由说话人的意图和情感决定的。让患者在日常对话中练习重音。

如："谁今天去动物园？"

　"我今天去动物园。"（不是别人）

　"你什么时候去动物园？"

　"我今天去动物园。"（不是明天）

　　"你今天去不去动物园?"

　　"我今天去动物园。"(不是不去)

　　(4)重音标记后朗诵:治疗师将日常用语或短文标出重音,让患者朗读有重音标记的日常用语和短文,出现错误及时纠正。

　　2. 语调训练　　语调是表达者表达情绪和感情的方式之一,训练时先给患者解释不同的感情需要不同的语调表达,然后示范,让患者模仿不同的语调,传递不同的情感。

　　(1)可用下列语句练习语调表达不同感情,如兴奋、高兴、生气、失望、鼓励。

　　如:"明天要发工资了,我好兴奋。"

　　"我放假要回家看奶奶,真开心!"

　　"孩子有没有乖乖吃饭,我很生气!"

　　"她居然旷课去玩,真令人失望啊!"

　　"你是最棒的! 加油!"

　　(2)练习简单陈述句、命令句的语调,这些语句要求在句尾用降调。

　　如:"学生都在教室里上课。"

　　"妈妈带孩子到动物园去玩。"

　　"进来,把门关上。"

　　"把香蕉递给我。"

　　(3)练习疑问句,这些语句要求在句尾用升调。

　　如:"你喜欢游泳吗?"

　　"这是你爷爷吗?"

　　"你是警察吗?"

　　"你是在等人吗?"

　　(七) 口腔知觉训练

　　正常儿童在发育过程中,会经常将各种不同形状和质地的东西或食物放在口中,通过口腔来感知物体。但脑瘫儿童由于肢体运动功能障碍、吞咽困难及口腔知觉过敏,导致口腔感知物体这方面的体验缺乏。而这种对口中物体形状和质地的辨别能力与构音能力有密切关系。因此对于存在构音障碍的脑瘫儿童,治疗人员可以使用各种形状的较硬的物体和食物,对其舌和口腔进行刺激,以改善患儿口腔内的知觉,这对构音能力的提高大有裨益。但需要注意的是对认知能力较差的患儿,训练时要注意防止其将训练物误咽。

　　(八) 替代言语交流方法的训练

　　部分构音障碍的患者,由于言语运动机制的受损严重,即便是通过各种手段治疗,言语交流也是难以进行的,为使这些患者能进行社会交流,言语治疗师可根据每个患者的具体情况和实际需

考点提示

构音障碍患者的替代言语交流方法的训练

要,选择一些替代言语交流的方法,并训练患者如何使用替代交流方法。目前国内常用且简便易行的是使用沟通板,经过训练,患者可通过沟通板上的内容如图画、词句等表达各种意思。画图板是由多幅日常生活活动的画图组成,适用于文盲、半文盲和一些无阅读能力的患者;词板和句子板写有常用的词和句子,词板和句子板适用于有一定文化程度和运动能力的患者。在训练中,随着患者交流水平的提高,及时调整和增加沟通板上的内容。目前在许多发达国家已研制并应用一些便于携带和易于操作的交流仪器,还有些具有专门软件系统的

计算机也逐步用于构音障碍患者的交流,这些特制的装置有的还可以合成言语声音,而在我国还有待开发。设计沟通板要注意三点:

(1)内容:根据患者水平选择沟通板上内容。

(2)操作:确定利用本身的哪一部分操作交流系统。常常需要对患者进行全面评定,以充分利用残余功能。例如患者是四肢瘫合并重度构音障碍,只有头和眼睛可以活动,便可以用"眼指示"或"头棒"来选择交流板的内容。

(3)训练和调整:随着患者交流水平的提高要及时调整和增加沟通板上的内容。如患者可以阅读文字时,可以由图片过渡到词语板。

 本章小结

　　构音障碍是临床常见的言语障碍的一种,中国康复研究中心构音障碍评定法是目前国内应用较多的评定方法,从构音器官和构音检查两个方面对构音障碍进行评估,对构音障碍的有无、程度、常见类型的分类和治疗有积极的指导意义。本文详细地介绍了国内目前主流的构音障碍训练方法以及国外言语治疗的一些新动向。言语治疗人员应掌握构音障碍的定义及治疗方法,熟悉构音障碍的分类、言语症状和评定。

（张国栋）

 目标测试

A1 型题

1. 构音障碍的训练不包括

    A. 放松训练   B. 呼吸训练   C. 构音运动训练

    D. 发音训练   E. 进食训练

2. 运动性构音障碍一般分为

    A. 5 种   B. 6 种   C. 7 种

    D. 8 种   E. 9 种

3. 不属于腭裂导致的器质性构音障碍的言语症状的是

    A. 声门爆破音   B. 喉摩擦音   C. 儿化音

    D. 咽喉爆破音   E. 鼻腔构音

4. 中国康复研究中心构音障碍评定法中的构音器官检查记录表评定的是几个方面的内容

    A. 6   B. 7   C. 8

    D. 9   E. 10

5. 运动过弱性构音障碍的言语常出现

    A. 粗糙音   B. 鼻音   C. 单一音量,单一音调

    D. 音量大   E. 痉挛音

第五章 嗓音障碍

案例

　　小张是一个球迷,在观看一次球赛的过程他激动的大喊大叫,为自己喜欢的球队加油呐喊。结果第二天醒来,声音嘶哑,发音困难。去医院诊治,医生小王用间接喉镜检查发现他咽部和声带水肿、充血。

　　请问:小王应如何进行治疗及健康教育?

第一节 概　　述

一、嗓音障碍定义

　　声音的定义有两种:一种是物理学上的定义,声音是由振动的物体引起的分子运动;一种是心理学上的定义,声音是听器的感觉。

　　振动的传播称为波动,自然界有两大类波动,机械波和电磁波,声波是一种能引起人的听觉的机械波。物理学上描述声波的参数有频率、波速、周期、强度等。频率指每秒正弦振动的次数,单位

考点提示

嗓音障碍的定义

是 Hz,人的听觉感受范围是 20~20000Hz;嗓音的频率范围主要在 500~3000Hz;波速是振动波在介质中的传播速度,声音在不同介质中的传播速度不同,在空气中的传播速度为340m/s;周期是媒质或振源每振动一次所经历的时间,频率是周期的倒数,单位是秒;声音的强度在声学测量中常用声强表示,在听觉研究中常用声压表示。

　　心理学上描述声音的主观描述有响度、音调、音质等。响度是指当一定强度声波作用于人耳后引起一种认识声音强弱的感觉。响度是声音强度的主观反应,但响度与强度并不成简单的线性关系,响度与频率有密切关系,等强度而频率不同的声音,其响度可以不同,并且因人耳而异;音调是频率的主观反应,频率的高低与音调的高低一致,但并不构成简单的比

例,频率不受声音强度的影响,音调可因强度不同而稍有差异;音质是指喉基音所具备的特质,在广义上受声道共鸣和发音的影响,目前多主张将具有喉部调节和声带振动特性及音响特性的音色定义为音质。

发声是在高级中枢神经系统的调控下,贮存在肺、气管与支气管内的气体有规律地随呼气运动排出,形成气流,当气流到达声门处时,振动声带产生声音,然后通过声道的共鸣作用使声音得到增强,并形成具有一定音调、音强和音质的声音(嗓音),然后经过发音器官(下颌、舌、唇和软腭等)的配合,最终形成能被理解的言语声。

嗓音障碍也称发声障碍,是指响度、音调、音质等方面的异常,常与呼吸障碍、共鸣及构音障碍同时存在。响度异常主要包括响度过强、过弱和响度单一等,是呼吸气流量、声带阻力、声带振动形态和声门下压等因素共同作用的结果;音调异常主要包括音调过高、过低和音调单一等,主要受声带的长度、质量、张力和声门下压等因素的影响;音质异常主要表现为嘶哑声、粗糙声和气息声等,音质的变化一般由声带的功能性异常或器质性病变引起。

二、嗓音障碍的常见原因及临床表现

嗓音障碍是在日常生活中常见的言语障碍,病变原因多种多样,一般分为两大类:功能性嗓音障碍和器质性嗓音障碍。功能性嗓音障碍是指发音器官的解剖结构正常,主要是声带和声道的任何部分在发声过程中活动不当或过度应用所致。根据功能性嗓音疾病的性质,分为功能亢进性嗓音障碍和功能减弱性嗓音障碍。器质性功能障碍主要指各种疾病、外伤或先天发育原因导致的声带和与声带相关的肌肉组织出现形态和组织病理结构的改变,导致嗓音障碍。

(一) 功能亢进性嗓音障碍的临床表现

1. 嗓音改变 患者就诊时多主诉声哑。除声哑或失声外,有的表现为声音不清亮而夹杂有嘶哑声;有的表现为音量变小,随着说话时间的延长,音量越来越小,以至于最后接近无声;此外还存在音调异常,声音低沉,音域变窄,高音困难以及发声易倦,说话稍多即感气短等不适。

2. 发音器官的不适 如咽喉部异物感、干燥、颈部酸痛或紧缩感、发音易疲倦等不适,可通过清嗓得到暂时的缓解。

3. 过度用力发音的行为 表现为:①头颈部过度紧张;②发声时伴有下颌前移、胸廓内陷、弓背抬肩等形体表现;③舌骨上肌群及颈部肌群张力增强,导致颈部肌肉隆起,甚至颈静脉曲张。

(二) 功能减弱性嗓音障碍的临床表现

功能减弱性嗓音障碍常见于年老体弱、身体消瘦、病后或大手术后的患者以及性格内向者,表现为嗓音无力、音色单一、音调单调、基频较低、发音难以持久、易疲劳,可伴有鼻音。

(三) 器质性嗓音障碍的临床表现

不同病因的器质性嗓音障碍的临床表现不同,常见的分述如下。

1. 急性喉炎 是喉黏膜的急性、弥漫性、卡他性炎症,常继发于急性鼻炎、鼻窦炎、急性咽炎,为整个呼吸道感染的一部分,也可单独发生。可有发热、畏寒、疲乏等全身症状;声音嘶哑,轻者发音粗涩、低沉、沙哑,以后可逐渐加重,甚至完全失声;喉部疼痛、干燥、刺痒、异物感,发声时疼痛加重,其他症状为咳嗽、咳痰。

2. 慢性咽炎 是一种常见的喉部黏膜的慢性炎症。主要表现为声带、室带的慢性炎性改变。可分为慢性单纯性喉炎、肥厚性喉炎和萎缩性喉炎。声音嘶哑是最主要的症状,声音变低沉、粗糙,晨起症状较重。噤声后声嘶减轻,多说话又使症状加重,呈间歇性,日久演变为持续性。眼部干燥、烧灼感、异物感,说话时感喉痛,喉部分泌物增多。

3. 声带结节 也称歌唱家结节、教师结节,发生于儿童称为喊叫结节,是儿童和成人中最常见的良性声带病变,是由持续的喉滥用和嗓音误用导致的,是由于发音强度增加及发音持续时间增加,导致声带在反复、硬性对抗性运动及高速气流的作用下引起损伤。典型的声带结节患者主诉早期发音易倦和间歇性声嘶,声嘶在发高调时出现,持续发展,声嘶加重呈持续性。患者主诉常常感到有过多的黏液或"某些东西"在声带上,需要不断地清理喉咙。

4. 声带息肉 是由于局部黏膜的炎性水肿,液体在固有层中聚集而成的赘生物,常常归为创伤性喉炎的一种,是导致声嘶的主要原因。声带息肉多发生在一侧声带的前、中 1/3 交界处边缘,为半透明、白色或粉红色表面光滑的肿物,多为单侧,也有双侧同时发生。症状主要是声嘶,息肉垂于声门下腔者常伴刺激性咳嗽。巨大的息肉位于双侧声带之间者,可引起失声,甚至出现呼吸困难和喘鸣。

5. 声带肥厚 是指沿声带的声门边缘的肥大,声带结节和息肉是声带上较局限的病变,而肥厚是广基的病变,常常波及声门边缘的前 2/3 或声带肌肉部分的被覆黏膜。临床上有两种肥厚类型,一种是声带创伤的早期组织反应性肿胀,常常是声带结节或息肉的先兆,患者表现为音哑,无变态反应或感染史;另一种是长期慢性刺激的结果,往往导致广泛的息肉样变性和声带组织的进一步改变。声带肿胀常见于前、中 1/3 部分,肿胀沿着声门从前联合延展到杓状软骨的声带突的起始部,典型的肿胀被称为息肉样变性。

6. 声带麻痹 是指支配喉肌的运动神经受损,引起声带运动障碍。是继发于迷走神经、或喉上神经、喉返神经损伤导致声带失神经支配所致,主要表现为发音、吞咽或呼吸功能障碍。临床表现:①喉上神经麻痹表现为发声无力、易疲劳、高音不能,声调单一、声质不良、声时缩短,有时伴有误吸和呛咳;②喉返神经麻痹以单侧或左侧麻痹多见,表现为声音嘶哑无力、气息声、发声费力、音量小,严重时仅有耳语声,不能发高音,双侧麻痹是会出现呼吸困难和喘鸣声。

第二节 嗓音障碍的康复评定

嗓音障碍的评定主要包括以下三方面:专业人员的嗓音主观听感知分析、嗓音的客观参数测试、嗓音障碍患者的自我评定。

一、嗓音的主观听感知分析

嗓音异常是患者就诊于嗓音门诊的主要原因,通过听觉判断嗓音质量是临床上最古老,也是最普遍用于诊断嗓音疾病和判断治疗效果的方法。下面分别探讨影响听感知评估结果的几个主要因素。

1. 嗓音障碍的评估量表 嗓音质量是一个抽象的概念,评估量表是对嗓音障碍程度的数值描述,即将评估结果数量化。在嗓音医学领域,对嗓音障碍的评估主要采用两种量表。

(1)等量分级量表(equal appearing interval,EAI):是指将嗓音障碍程度分为不同的等级,每一级的级差相同,通过级数来确定某一个参数或一些参数在嗓音中的比例,最常采用的是 4 级量表。EAI 是将不同程度的异常嗓音综合为有限的几个等级,从而减小了听评委之间的差异性以及评委自身的不稳定性。然而,等量分级量表不能对嗓音障碍程度进行精细的区分,因为供选择的级数是有限的。相对于人耳听觉对声音敏感性来说,等量分级量表太粗糙。

(2)视觉模拟量表(visual analogical scale,VAS):是一种半开放评估量表,能够以看得见的量化方式来评估嗓音质量。听评委将评估结果标记在一条 10cm(精度 1mm)长的水平轴线上,0 表示嗓音完全正常,10cm 表示嗓音嘶哑度或障碍程度达到极限。根据嗓音障碍程度,听评委可以选择 0~10cm 之间的任何数值。VAS 能够对嗓音障碍程度进行更精确的区分和更准确的评估,但同时增加了听评委评估的差异性和不稳定性。

2. 嗓音样本的选择 嗓音样本选择的原则是既能反映出声音质量,又要有统一的标准。最常采用的嗓音样本有两类:一类是话语声;另一类是持续长元音。

不同类型的嗓音片段都可以作为嗓音质量评估的嗓音样本。然而,在实际中,研究者选择持续长元音比选择话语声的情况多,其主要原因是采用持续长元音容易被检查者控制和标准化。尤其是在嗓音的客观参数测试中,由于技术上的限制,目前只能对相对平稳的持续长元音进行分析。

在嗓音的主观听感知分析中,话语声最能代表嗓音质量。因为患者通常以说话声音出现问题作为看病的原因,临床医师也习惯于根据患者的嗓音情况来判定是否存在问题。话语声可以是自然谈话声,但最常用的是符合音素平衡的一段文字,系统规范地使用统一的声音材料是进行资料间对比分析的保证。

3. 听评委评估结果的不一致性 听评委的不一致性表现在两个方面:①听评委之间的差异性:指在同一次评估中,不同评委对同一个声音评估结果的不一致;②评委自身的稳定性:指同一评委在不同的评估中,对同一个声音给出不同的结果。为了获得具有代表性、稳定的评估结果,听评委成员的选择应该考虑到不同的影响因素:评委的临床经验;对声音的把握能力;对声音诸多知识,如物理声学、心理声学、音乐声学等方面的修养;评委的评估策略,以及评委组成人员之间的均质性等。有经验的经过专业培训的评委比没有经验的评委获得的评估结果更可靠、更稳定。因此,理想的评委应该由有经验的从事嗓音医学工作的耳鼻喉科医师、嗓音学家或嗓音治疗师等专业人员组成。

4. 听感知评估的标准化研究 Hirano 提出了嗓音障碍的 GRBAS 评估系统。GRBAS 评估包括 5 个描述参数:总嘶哑度(grade,G)、粗糙声(rough,R)、气息声(breathy,B)、无力嗓音(asthenic,A)和紧张嗓音(strained,S)。采用 4 级评估量表:0,正常;1,轻度障碍;2,中度障碍;3,重度障碍。嗓音样本为谈话声。为了统一评估标准和控制评估结果的差异性和变化性,为此开发了 GRBAS 评估方法的培训磁带,使评委在评估参数和评估量表方面有共同的参考。与其他嗓音主观评估方法相比,GRBAS 评估方法简单易行,适合于日常临床工作,是目前国际上最常被采用的听感知评估方法。

二、嗓音的客观参数测试

凭听觉判断毕竟是一种主观方法,缺乏客观依据,通过对嗓音的声学、气流动力学的测试,能够分析发声功能状态、嗓音异常的内涵、嗓音障碍的程度、同时能帮助理解病理学嗓音的发生机制。其临床意义有:①早期发现听觉还没有感知的嗓音异常;②指导发声训练,根据所测试的异常参数建议采用相应的发声方法;③测试结果的数据化可动态观察嗓音改善的情况,并作为客观依据证实患者和治疗者的主观印象;④评价嗓音外科手术治疗的效果以及对不同治疗方法进行比较;⑤对变声期声音的变化进行监测,以及对音调异常的诊断。

(一) 声学参数

随着电子技术的发展,应用计算机声学测试技术进行嗓音信号的测试分析,已成为一种客观评价嗓音质量的检查方法。嗓音声学参数可以从声学角度提示声带病理改变的程度及性质,为发声功能损害程度的评价提供客观指标,并能反映出病理性嗓音的声学特征。

1. 基频(fundamental frequency,F0) 是声带做周期性振动的频率,即每秒钟声带振动的次数,单位是赫兹(Hz)。F0 是嗓音分析的基本参数,能够反映出声带的发育、成熟及老化的生理过程。F0 除与声带本身的基本特性(长度、质量、张力等)有关外,还受环甲肌、甲杓肌及声门下压的调节。正常男性的基频在 110~130Hz 范围,正常女性在 220~250Hz 范围,正常儿童在 340Hz 左右。F0 将随着年龄发生变化,女性随着年龄增加(60 岁以后),F0 有降低的趋势;男性随着年龄增加(70 岁以后),F0 则轻微升高。

2. 声音强度(intensity) 反映嗓音动力学的测试指标,与声带振动幅度有关,用分贝(dB)表示。当增加肺通气量时,通过呼气压(声门下压)推动声带振动的气流量增加,可获得声带振动波幅的增大。因此声门下压越高,声音强度也越强。由于男、女性在生理解剖上的差异性,男性声强通常比女性高。如果经常或长时间过度、过强发声,将会破坏发声器官之间的平衡,导致声带发生病理性改变,如出现声带小结、声带息肉或慢性喉炎。

3. 微扰(perturbation) 指在发声过程中声信号出现微小、快速的变化。这些变化是由于声带的质量、张力和生物力学特性有轻度差异以及神经支配的轻度改变所致。当声带发生病变导致这种微扰达到一定程度时,就会出现嗓音粗糙或嘶哑。通常用基频微扰和振幅微扰来度量声带振动的稳定性或不规则性。基频微扰(jitter)是声带振动周期间在时间上差异的度量;振幅微扰(shimmer)是声带振动周期间在声强上差异的度量。

4. 标准化声门噪声能量(normalized glottal noise energy,NNE) 指在发音过程中声门漏气所产生的扰动噪声的程度。噪声能量的单位是 dB,正常值 <10dB。

5. 频谱分析-谐噪比 人发出的声信号是一种复杂的、非正弦波的周期性现象。它除了与声带的振动特性有关外,还与声道的特性有关。通过数学上的傅立叶变换,将声信号分解为一系列简单的正弦波,类似于语图分析方法,对嗓音音质进行评价,称为频谱分析。在频谱上,基频标记为 F0,不同的共振峰标记为 F1、F2、F3 等,这样就能够分别测量出 F0 及各谐波的能量,从而计算出谐噪比(noise-to-harmonic ratio,NHR)。NHR 是描述嗓音质量的一个重要的声学参数,与声音的嘶哑程度有高度的相关性。

(二) 空气动力学参数

空气动力学测试是喉功能检查的重要组成部分,喉功能基本上取决于声门下压与声门阻抗的平衡,发声与空气动力学关系密切,喉部任何有意义的气压变化都可影响发声过程,空气动力学可以提供有关喉功能方面较准确的定量和定性的客观测定。

气流动力学参数虽然不直接反映声带的振动情况及由此产生的声音质量,但能反映喉的发声功能状态。气流动力学参数(平均呼气流率、最长发声时间、声门下压、声门阻力)与喉的解剖、生理、年龄、性别有关。

1. 平均气流率(mean flow rate,MFR) 是指发声时每秒钟通过声门空气量,检测平均气流率是判断声门闭合程度的主要手段之一。呼气流是喉发声的动力,用气流速度描记仪测试单位时间内流经声门的气体量可反映声门关闭功能的状态。MFR 升高,表示声门闭合不良,其升高的程度与声门闭合不良的情况呈正相关。通过动态观察声门闭合程度,可以判断治疗和手术疗效。

2. 声门下压(subglottic pressure,SGP) 是指肺气压到达声门下的压力,呼气量控制声门下压。SGP与音强呈正相关,是音质的重要因素,频率对声门下压的影响较小。嗓音障碍患者通常都存在由声带病变引起的声门关闭不全,导致气体经声门漏出,为了补偿漏出的气体,患者将通过增加声门下压来实现。因此,大多数嗓音病变都伴有不同程度的声门下压增高,声门下压的增高与声带的病理类型没有直接关系,而与过度用力发声的程度有关。

3. 最长发声时间(maximum phonatory time,MPT 声时) 是指一次深吸气后舒适发"a"音或"i"音的最长持续时间,是喉空气动力学的重要指标,发声时间的长短与年龄、性别、执业、健康状况、身高、体重、肺活量以及呼吸方式有关,在喉部疾病时声时的长短主要与声门闭合程度有关。

三、嗓音障碍患者的自我评定

以上的嗓音检查或评估方法均不能反映患者自己感知的嗓音障碍程度,不能判断患者在工作、社会生活中使用嗓音时受损伤的程度,不能反映嗓音障碍对患者心理、社会生活的影响。因此,近年来提出了以患者主观感受为中心的嗓音障碍评估,这是嗓音疾病评估的重要组成部分,也是临床检查和声学测试的重要补充。目前,在国际上最常采用的患者自我评估方法是嗓音障碍指数,其中文版本的信度和效度已得到检验。

1. 嗓音障碍指数(voice handicap index,VHI) 由Jacobson于1997年提出,由功能(F)、生理(P)和情感(E)三个范畴(维度)的30个条目(问题)组成,每一范畴包括10个条目。功能范畴描述了患者日常生活中使用嗓音的障碍情况;情感范畴反映了嗓音疾病引起患者的情感反应;生理范畴描述了患者喉部不适的感受和发出声音的变化。用从0~4分,共5个级别(分数),代表本条目情况发生的频繁(或严重)程度,0分代表从未出现;1分代表偶尔出现;2分代表有时出现;3分代表经常出现;4分代表总是出现。由患者根据自己的感受选择分数。每一范畴的分数就是10个条目分数的总和,从0分(无影响)到40分(严重影响),总分(TVH)是三个范畴分数的总和。从0分(无影响)到120分(严重影响),某一范畴的分数高,说明嗓音障碍对患者在这一方面的影响大。

表5-1 嗓音障碍指数(voice handicap index,VHI)

范畴	描述情况	从未出现	偶尔出现	有时出现	经常出现	总是出现
		0	1	2	3	4
功能	人们难以听到我的声音					
	在嘈杂的屋子里,人们很难听懂我的话					
	当我在房子的一头喊家人时,他们很难听到					
	我用电话比以前用得少了					
	因为我的嗓音,我喜欢避开人群					
	因为我的嗓音,我和朋友、邻居或亲戚说话少了					
	当和人面对面说话时,人们常要我重复					
	我的嗓音问题限制了个人和社会生活					

续表

范畴	描述情况	从未出现 0	偶尔出现 1	有时出现 2	经常出现 3	总是出现 4
生理	因为我的嗓音,我感觉谈话中插不上话					
	我的嗓音问题使我收入减少					
	我说话时喘不上来气					
	我一天中说话的声音有变化					
	人们问我:"你的嗓子怎么了"					
	我的嗓音听起来又哑又干					
	我感觉发音时必须用力					
	我无法预知声音的清晰度					
	我试图改变声音					
	我说话很费力					
	我的声音在晚上更差					
	我的嗓子在说话过程当中没劲了					
情感	因为我的嗓音,我和别人说话时感到紧张					
	人们因为我的嗓音而恼怒					
	我发现别人不理解我的嗓音问题					
	我的嗓音问题使我不安					
	因为我的嗓音问题,我外出减少					
	我的嗓音使我觉得低人一等					
	当人们要我重复时,我感到恼怒					
	当人们要我重复时,我感到受窘					
	我的嗓音使我感到无能					
	我因我的嗓音问题感到羞耻					

2. 自我评估与临床表现和检查的关系 嗓音自我评估以患者为中心,反映患者对疾病和治疗过程的主观感受,为嗓音学家提供其他检查所不能提供的信息,帮助医师考虑患者生理功能的恢复和社会适应能力,使临床治疗目标与患者的主观感受和生活要求相一致。

第三节 嗓音障碍的康复治疗

一、嗓音障碍的康复治疗原则

嗓音障碍的治疗应首先考虑病因治疗,然后侧重于嗓音的功能康复训练,并倡导机构与家庭康复相结合,让患者掌握一套科学的发声方法和嗓音保健方法,能够灵活应用于日常生活和工作的用嗓活动中。

二、嗓音障碍的方法治疗

(一) 呼吸训练

呼吸是发声的动力,依据膈肌是否参与呼吸运动,呼吸分为胸式呼吸和腹式呼吸,其中腹式呼吸受到普遍的关注,呼吸训练的重要目的之一就是让患者建立正确的腹式呼吸。腹式呼吸成为呼吸训练的重点是因为膈肌是最强有力的吸气肌,膈肌的运动较胸廓而言更为灵活,减少辅助呼吸肌的紧张性,更能适应说话和歌唱的需要。

训练方法

(1)呼吸方式的感受:让患者一手放在胸部,一手放在下腹部,感受自己平静呼吸或说话时的胸部运动和腹部运动,让患者知道这两种呼吸方式的差别,确立目标呼吸方式。

(2)腹肌训练:由于腹肌在腹式呼吸中的重要作用,腹肌训练是呼吸训练的关键。

1)吹蜡烛:目的在于帮助患者利用腹肌支持持久的气流呼出。具体方法是要求患者双手置于下腹部的两侧,快速吹灭三支蜡烛,在用力吹起的过程中感受腹部肌肉向内的猛烈收缩。

2)腹部收缩和膨出训练:目的是让患者增强运动腹肌的意识。具体方法是让患者一手放在上腹部,一手放在下腹部,呼气时努力向背侧收进腹部,腹肌紧张到有带动上半身向腹侧弯曲的趋势,随后吸气时放松腹肌,反弹腹部。

(3)吸气训练:吸气训练的目的是让患者在满足呼吸需要的同时,能够平稳、自然而轻松的吸气。是调节呼吸训练中重要的一项,只有建立了有效的吸气,才能为呼吸训练提供可靠的基础。吸气训练中治疗师指导患者放松双肩,使其自然下垂,随后扩展两肋,增大胸腔的前后左右径,用口、鼻同时深吸气,感觉气体进入肺底,但是不是过度吸气而出现"吸满"的感觉。可以做"闻花香"的形象动作,这样吸气会更深入、自然,有助于降膈、开肋。

(4)呼气训练:呼气训练也是呼吸训练中关键的一步,呼气训练的目的是锻炼呼气平稳性;吸气肌、呼气肌相互拮抗使呼气持久有力;随着所表达内容和感情的变化,调节呼气的强弱、快慢,使呼气自如。在患者完成吸气训练后,吸气至"八成"满,然后进行如下训练:①像叹气一样呼气,并不带任何语音,体会喉部如何放松;②均匀、缓慢地吹去桌上的尘土;③以每秒一个数的速度数数,不断重复以延长呼气时间,力求达到持续30秒的呼气标准,音色规整、圆润、无挤喉感。

(5)协调呼吸和起音:发声的关键在于声带的振动,声带振动过程中最重要的阶段是声带刚闭合即起音阶段,依据起音时声带闭合和呼气的关系,起音方式可以分为三类:①硬起声,声门闭合在呼气之前,声带猛烈撞击,双侧声带缩短,声带肌体积缩短;②软起声,声门闭合与呼气同时进行,声带形状较硬起音时长而薄;③气息起音,声门闭合在呼气之后,声带薄而细长,紧张强直。在治疗中应根据患者不同的发音方式来选择不同的训练重点。对功能亢进性嗓音障碍患者,往往对于气息起音的训练反映较好,具体方法是指导患者发轻柔无声的摩擦音/f/和有声的摩擦音/v/,两个音交替训练,经上述训练后,一旦患者能够减少发声时的声门抵抗,就要求患者去除无声摩擦音/f/,仅发/v/音。对发声时声门无法闭合的患者,如功能减退性嗓音障碍患者,练习硬起音往往是有帮助的。可以要求患者轻柔而有力地闭合声门,感觉声门下压增高,然后缓慢释放气流,发微小的"气泡"音,要求声音轻柔但能被清楚地听到。患者习惯这种起音方式后,可要求患者在声门闭合良好的状态下适当延长此音,随后以同样的方法训练以元音为主的字或词。随后训练短语或句。

（二）发声训练

嗓音的质量取决于音调、音强和音质三个基本声学参数。

1. 音调训练　音调异常的表现有:音调过高、音调过低、音域变窄、音调不稳定、音调单调等,嗓音异常的患者都有程度不同音调异常。音调练习的目的是使语音具有抑扬顿挫的韵律感,丰富声音的表现力。训练方法:四声练习,连续发/ā á ǎ à/,/ō ó ǒ ò/,/ē é ě è/等。

2. 音强训练　正常情况下,声音强度可根据说话背景,如环境噪声、听众距离及听众人数等来进行调节。高强度发声时,必须有正确的发声姿势,好的呼吸支持和发声器官之间的平衡(动力器官和发声器官、发声器官和共鸣腔之间的平衡)。因此高强度发声必须具备完善的发声技术。

（1）调整发声频率:正常情况下,喊叫或大声说话时所用的频率高于一般说话音的频率,并且随着音强的增加,频率也在相应的升高。因此,在喊叫或大声说话时应提高发声频率,避免在低音区喊叫。

（2）扩展声强练习:从发舒适强度开始,逐渐增加声音强度,在这个过程中,始终要保持音色,正确的发声姿势,避免出现过度用力发声行为。练习方法:发长元音[i:],[a:],[ē:]等,逐渐加强声音强度;数数 1.2.3.4.5.6.7.8.9……声音越来越强大。

3. 音质训练　练习方法:通过朗诵散文或诗词,进行丰富音色的练习。练习时可以自己单独进行,也可以与他人合作扮演戏剧里的精彩片段,发出流畅、有语调起伏变化、有弹性、富有情绪表达或情感的句子。在表达语调变化大、强度高的句子时,要注意控制和调节好呼吸,并保持发音的清晰度。正确的发音不应该有气流的中断和音色的变化,学会在任何情况下通过听觉监控及各种感受器对声音进行感知和提炼,从而引导发展和发出最好的声音。

（三）物理治疗

1. 直流电离子导入疗法　根据抗炎、抗过敏、缓解疼痛等不同目的,选择不同的药物,每次配成20ml的溶液,用20层纱布缝成的厚垫均匀浸湿,放于颈前外部做离子导入,每日1次,每次15分钟,一个疗程1~2周。

2. 微波治疗　低功率微波通过抑制炎症介质合成,刺激分解,使病灶中致炎介质含量降低,并能使微血管壁的通透性降低,抑制炎症的发展。在亚急性、慢性炎症阶段,微波的消炎作用机制与微波的温热作用有关。温热量的微波治疗可以使局部组织温度升高,血管扩张,组织和微血管的通透性升高,从而促进炎症产物的吸收和加快组织的修复过程。因而微波有镇痛、抗炎、改善组织代谢和营养等作用,对喉部亚急性炎症效果较好。

3. 超短波治疗　超短波治疗可以:①改善血液循环;②镇痛;③消炎、止痛;④降低肌肉张力,缓解痉挛;⑤改善组织营养,促进组织生长修复。无热量（Ⅰ级剂量）适用于对急性炎症的早期、显著水肿;微热量（Ⅱ级剂量）适用于亚急性和慢性炎症;温热量（Ⅲ级剂量）适用于慢性炎症和慢性疾病。

4. 等幅正弦中频电疗法（音频疗法）　音频治疗可以:①促进局部血液循环与淋巴回流,具有消炎、消肿等作用;②抑制感觉神经,提高痛阈,具有良好的止痛作用;③松解粘连,促进瘢痕组织的吸收,软化瘢痕。可用于治疗慢性咽炎、慢性喉炎、声带小结和声带息肉等。也可用于甲状腺手术后声带活动障碍,以及外伤性喉狭窄及颈部瘢痕组织增生的治疗。

（四）颈喉部推拿

主要通过对喉部进行推拿与按摩，从而使喉部位置下降，使喉内外肌群获得较大程度的放松。

1. 患者仰卧于按摩床，治疗师坐在患者头部后方，以右手拇指和示指置于甲状软骨两侧后缘，以拿法和揉法进行纵向旋转按摩。

2. 治疗师用双手拇指由舌骨中间向两侧分推，直到触及舌骨大角。在舌骨大角处（即舌骨末端）分别点揉 50 次。

3. 治疗师用两手拇指分别点揉患者颈前部两侧的人迎穴 50 次，然后点揉两侧的水突穴 50 次。

4. 治疗师以双手拇指和示指分别拿患者两侧胸锁乳突肌各 50 次。

5. 治疗师以双手拇指分别在患者颈前部第一侧线（喉结旁开一分处直下）、第二侧线（第一、三侧线中间直下）和第三侧线（喉结旁开一寸半直下）进行自上而下的推拿。

6. 让患者在每次按摩结束后延长元音的发声，并记下音质和音调的变化情况。清晰音质和音调的降低预示着患者喉部位置降低，喉部的紧张程度得到缓解。

三、嗓音障碍的预防与保健

自然的嗓音需要维护与保养，以下介绍一些常用的保健方法：

1. 避免抽烟和过多饮酒，清淡饮食，避免辛辣刺激的食物。

2. 多饮水，保持喉腔的湿润程度，同时将生活和工作环境的湿度控制在 20%～70% 之间。

3. 淡盐水多漱口，克服不良的清嗓习惯（尽可能减少清嗓和咳嗽的次数，做到轻声清嗓）。

4. 避免不间断说话、大喊大叫、挤紧咽喉说话的不良习惯、硬起音等，避免在嘈杂环境中说话。

5. 通过频繁地停顿进行呼吸换气，然后再发音。

6. 说话时多使用低音调，做哈欠-叹息的动作，使声道开放。

本章小结

　　嗓音障碍也称发声障碍，是指响度、音调、音质等方面的异常，常与呼吸障碍、共鸣及构音障碍同时存在。针对嗓音障碍的评定主要包括以下三方面：专业人员的嗓音主观听感知分析、嗓音的客观参数测试、嗓音障碍患者的自我评定。康复言语人员应掌握嗓音障碍的概念、评估及治疗原则。

（王晓东）

目标测试

A1 型题

1. 下面哪种检查是属于对嗓音障碍的主观评价

    A. 间接喉镜检查 　　　　B. 内镜检查 　　　　C. 喉空气动力学检查

D. 喉肌电脑图检查　　　E. GRBAS 评价

2. 预防嗓音障碍,下列哪项是错误的

A. 避免长时间、高强度的用声

B. 小声说话,保护声带避免过度运动

C. 保持心理稳定,不用声音去发泄

D. 适当饮水,保持声带表面湿润

E. 多清嗓和咳嗽。

A2 型题

3. 针对音调异常的训练应选择

A. 四声音调的辨别和发声训练

B. 放松训练,软起声训练

C. 引导气流法,如吹的练习

D. 喉部气流的变化训练如吹气球、吹口琴等

E. 听理解的训练

4. 痉挛性发声障碍的训练应选择

A. 四声音调的辨别和发声训练

B. 放松训练,软起声训练

C. 引导气流法,如吹的练习

D. 喉部气流的变化训练如吹气球、吹口琴等

E. 听理解的训练

A3 型题

5. 下面哪些训练方法属于针对发声障碍的训练

A. 复述训练　　　B. 音量音调的训练　　　C. 构音器官运动训练

D. 呼吸训练　　　E. 交流能力训练

第六章　共鸣障碍

学习目标

1. 掌握:共鸣障碍的定义;共鸣障碍的评估和康复治疗方法。
2. 熟悉:共鸣障碍的分类及治疗原则。
3. 了解:共鸣障碍的原因。

案例

　　小明在某医院康复科工作报到第一天,康复科王主任为考察他的工作能力,将一共鸣障碍患者交给其处理。
　　请问:1. 小明应从哪些方面进行评估?
　　　　　2. 共鸣障碍分类及治疗原则是什么?

　　拍摄清晰的照片需要良好的聚焦,正常言语发音也要求声音聚焦——即声道共鸣聚焦到最佳状态。言语学中一般采用共鸣聚焦来描述声道共鸣的状态。正确的言语共鸣聚焦位于水平线 Z 与垂直线 Y 的交点 X 处(舌面中央)(图6-1),这表明言语产生于舌面正上方,即口腔的中央。当言语共鸣聚焦点不能正常聚焦时将会导致言语共鸣障碍,人的言语行为无法正常进行。

图6-1　言语聚焦

第一节 概 述

一、共鸣障碍的定义

共鸣障碍是指在言语形成的过程中,由于下颌、舌、唇、软腭等共鸣器官的运动异常,导致共鸣形状和腔体积异常,使言语聚焦点出现了偏差,从而影响声道共鸣效果。根据引起言语共鸣障碍的部位不同,言语共鸣障碍可分为口腔共鸣障碍和鼻腔共鸣障碍。口腔共鸣障碍根据异常言语聚焦点的不同可分为前位聚焦异常、后位聚焦异常和喉位聚焦异常;鼻腔共鸣障碍根据异常鼻音功能状况可分为鼻音功能亢进和鼻音功能低下。

考点提示

共鸣障碍的分类

二、共鸣障碍的常见病因

(一)口腔共鸣障碍主要病因

口腔共鸣障碍的病因主要有器质性和功能性两类。

1. 器质性病因　任何导致舌、下颌等共鸣构音器官运动受限的结构异常或疾病,例如:舌系带过短、颌部畸形等。

2. 功能性病因　下颌、舌等共鸣构音器官的功能性运动障碍等,其中以听力障碍导致的舌功能性障碍较为常见。

(二)鼻腔共鸣障碍主要病因

鼻腔共鸣障碍的病因也分为器质性和功能性两类。

1. 器质性病因　鼻音功能亢进的器质性原因多为软腭短小、腭裂等;鼻音功能低下的器质性原因多为鼻咽部位腺样体增生或扁桃体肥大等。

2. 功能性病因　鼻音功能亢进功能性原因可能为腭肌张力低下、软腭肌群收缩与舒张运动紊乱等;鼻音功能低下的功能性原因也可能是软腭肌群肌张力以及肌力异常等。

表6-1 是言语共鸣障碍的主要病因的概括。

表6-1　言语共鸣障碍主要病因

类别		器质性	功能性
口腔共鸣障碍		舌系带过短、颌部畸形等	听力障碍导致的舌功能性障碍较为常见
鼻腔共鸣障碍	鼻音功能亢进	软腭短小、腭裂等	腭肌张力低下、软腭肌群收缩与舒张运动紊乱等
	鼻音功能低下	鼻咽部位腺样体增生或扁桃体肥大等	软腭肌群肌张力以及肌力异常等

三、共鸣障碍的临床表现

口腔共鸣障碍和鼻腔共鸣障碍由于发病机制不同,临床表现也各不相同。

（一）口腔共鸣障碍的临床表现

舌是最重要的构音器官，它的运动直接影响咽腔和口腔的大小，对改变声道的形状和大小起着重要的作用，所以，它直接影响言语的共鸣效应（或称言语聚焦）。舌在口腔中的前后位置影响水平聚焦，正常言语时舌位既不能太靠前，也不能太靠后，这时声音听起来浑厚有力。如果说话时舌部过度向前伸展，即言语聚焦形成于水平线 Z 上 X 点的前方，言语表现为微弱和单薄，这称为前位聚焦（图6-2）；如果说话时舌位过于靠后，即言语聚焦形成于水平线 Z 上 X 点的后方，言语表现为压抑和单调，这称为后位聚焦（图6-3）。这两种情况均属于言语的水平共鸣异常效应。舌位的高低影响垂直聚焦。说话时舌位过度靠下，即言语聚焦形成于垂直线 Y 上 X 的下方，声音听起来像被牢牢地锁在喉部，这称为喉位聚焦。不同类别口腔共鸣障碍的临床表现见表6-2。

图6-2　前位聚焦　　　　　　图6-3　后位聚焦

表6-2　不同类别口腔共鸣障碍临床表现

类别	舌部动作	言语聚焦点位置	言语表现
前位聚焦	说话时舌部过度向前伸展	言语聚焦形成于水平线 Z 上 X 点的前方	微弱和单薄
后位聚焦	说话时舌位过于靠后	言语聚焦形成于水平线 Z 上 X 点的后方	压抑和单调
喉位聚焦	说话时舌位过度靠下	言语聚焦形成于垂直线 Y 上 X 点下方	像被牢牢的锁在喉部

（二）鼻腔共鸣障碍的临床表现

鼻腔共鸣障碍主要有鼻音功能亢进和鼻音功能低下。鼻音功能亢进患者发音时表现为鼻音重，出现鼻漏气现象，一些元音甚至辅助音也会出现不同程度的鼻音化扭曲；鼻音功能低下患者无法发鼻音/m/、/n/、/ng/。不同类别鼻腔共鸣障碍的临床表现见表6-3。

表6-3　不同类别鼻腔共鸣障碍

类别	临床表现
鼻音功能亢进	鼻音重，鼻漏气，一些元音或辅助音出现鼻音化扭曲
鼻音功能低下	无法发鼻音/m/、/n/、/ng/

第二节 共鸣障碍的康复评定

共鸣障碍的评定包括口腔共鸣功能的评定和鼻腔共鸣功能评定,分别又包括主观评估与客观测量两种方式(图6-4)。

图6-4 共鸣功能评估框架

一、口腔共鸣障碍的评定

(一)客观测量

对口腔共鸣障碍的客观测量评定多采用专业的声学分析设备——实时言语测量仪,对汉语核心韵母/a/、/i/、/u/的第一共振峰 F_1、第二共振峰 F_2 的频率和幅度进行测量(简称 $F_1 - F_2$ 测量),并由此判断患者是否存在聚焦问题(图6-5)。测试时,要求患者发音尽量放松、舒适。

1. 共振峰 当共鸣器官的活动改变了声道的大小和形状,使声道的共鸣性质发生变化,使声音频谱中的一些频率得到共振加强,另一些则被削弱减幅,这些被加强的共振频率称为共振峰。共振峰是衡量元音音质的最佳指标,也就是说,不同的元音对应着不同的共振峰频率、不同的声道形状。共振峰是衡量共鸣功能的重要参数。

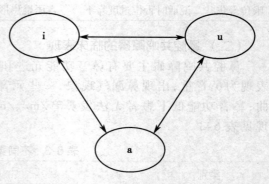

图6-5 核心韵母示意图

2. 共振峰值的临床意义 F_1 反映咽腔的大小和共鸣状态,受下颌运动影响。当下颌向下运动时,口腔体积增大,咽腔体积减小,则 F_1 增加;当下颌向上运动时,口腔体积减小,咽腔体积增大,则 F_1 减小。F_2 反映口腔的大小和共鸣状态,主要反映舌的前后运动情况。当舌向前运动时,咽腔体积增大,口腔体积减小,

F_2增加；当舌向后运动时，咽腔体积减小，口腔体积增大，F_2减少。将测得的F_1和F_2值与对应年龄及性别的参考标准值进行比较，来判断聚焦问题。

（1）若共振峰值在正常区域内，则基本不存在聚焦问题。

（2）若/a/的F_1值大于参考标准值的上限（$m+2\sigma$），即为喉位聚焦。

（3）若/u/的F_2值大于参考值标准的上限（$m+2\sigma$），即为前位聚焦。

（4）若/i/的F_2值小于参考标准值的下限（$m-2\sigma$），即为后位聚焦。

（二）主观评估

采用聚焦描述表（表6-4），可以对会话时的嗓音聚焦进行描述。如果在任意一栏找出3个以上相似的症状，则基本肯定患者存在相应的聚焦问题。

表6-4 聚焦描述表

前位	标记	后位	标记	喉位	标记	鼻位	标记
婴儿般的		钟声的		气泡音的		铿锵有力的	
亮的		压抑的		胸音的		尖锐的	
掐紧的		响亮的		喉音的		粗糙的	
微弱的		深沉的		强迫的		头音的	
胆怯的		闷的		金色的		高的	
女性化的		暗的		严肃的		共鸣的	
不成熟的		单调的		沉重的		鼻音化的	
轻声的		空洞的		嘶哑的		阻塞的	
窄的		开放的		低的		铃声的	
单薄的		洪亮的		强有力的		尖细的	
不安全的		柔和的		男性化的		刺耳的	
苍白无力的		清脆的		挤压的		嘀咕的	

二、鼻腔共鸣障碍的评定

（一）客观测量

1. **鼻腔阻塞物检查** 深呼吸，闭上嘴，用手指交替按住左或右侧鼻孔，让气体缓慢从鼻腔释放，观察气体是否从对侧鼻孔顺利呼出。如果鼻腔内存在阻塞物，那么单或双侧鼻孔呼出的气体将减少。

2. **软腭结构及功能检查** 软腭结构及功能的检查包括：软腭的结构是否正常、软腭的上抬及下降运动的位置、幅度是否正常等。

3. **鼻流量测量** 鼻流量是指鼻腔声压级（n）和输出声压级［口腔声压级（o）鼻腔声压级（n）之和］的比值，其公式如下：鼻流量 = n/（n + o）×100%；测试时，让患者佩戴专业制作的头套和隔板（隔板分隔鼻腔和口腔两个通道），然后朗读标准测试材料（如"妈妈你忙吗？""我和妈妈喝牛奶""我和爸爸吃西瓜"）获得患者的鼻流量值，将该值与中国人鼻流量参考标准比较,可客观判断患者鼻腔共鸣异常的性质及严重程度。

（二）主观测量

鼻腔共鸣障碍的评定主要是进行听觉感知评估,主要是让患者大声朗读2遍特定的评估材料并录音,第二遍读到第二个句子时进行捏鼻朗读,然后根据表现情况进行听觉感知评估。

（1）鼻音功能亢进的评估材料:"一大早,六个月大的宝宝起来了,开始左顾右盼。这时阿姨走过来,抱起他说:'乖宝宝!'宝宝朝阿姨笑笑,嘴里咿咿呀呀的,可爱极了。"如果捏鼻后,患者的声音听起来无明显变化,则不存在鼻音功能亢进;如果出现明显变化,则存在鼻音功能亢进。

（2）鼻音功能低下的评估材料:"妮妮很喜欢将饭含在口中,妈妈骂妮妮,妮妮生气了;明明向妮妮借橡皮泥玩,妮妮拿起橡皮泥就走,妈妈接妮妮晚了,妮妮生气的往前跑。这样的妮妮受人欢迎吗?"如果在不捏鼻朗读时听起来鼻音很多,而在捏鼻朗读时,声音音质发生明显改变,说明鼻腔共鸣正常;如果捏鼻与不捏鼻时声音音质不存在明显差异,说明存在鼻音功能低下。

第三节 共鸣障碍的康复治疗

一、共鸣障碍的康复治疗原则

器质性病因导致的共鸣障碍,应先进行手术等治疗,然后再进行功能恢复训练;功能性共鸣障碍应直接进行共鸣训练。共鸣障碍的治疗应遵循基础训练→针对训练→综合训练的思路,先对患者紧张的共鸣器官进行放松,然后针对其障碍类型进行治疗,最后提高其言语共鸣的整体效果。

二、共鸣障碍的康复治疗方法

（一）基础训练

首先针对共鸣障碍患者进行放松训练,即通过完成一些夸张的动作(咀嚼、舌洗外牙面)或发一些特定的音(鼻音＋非鼻音),使共鸣肌群进行紧张与松弛的交替运动,从而促进共鸣肌群之间的协调与平衡,为形成良好的共鸣奠定基础,分别对患者的口腔和鼻腔进行放松。

1. 口腔放松训练 口腔放松训练包括颌部放松训练、唇部放松训练和舌部放松训练。

（1）颌部放松训练:想象在口中有一大块口香糖,张开嘴,尽可能大幅度地做咀嚼运动和下颌运动。这种运动大约持续60秒。

（2）唇部放松训练:闭上双唇,用尽可能大的下颌运动来进行上述的咀嚼运动。这种运动大约持续60秒。

（3）舌部放松训练:闭上双唇,用舌尖"洗刷"牙齿外表面,注意舌尖须从上牙外表面向下牙外表面做顺时针旋转运动,约持续30秒。然后沿下牙外表面向上牙外表面做逆时针旋转运动约30秒。

2. 鼻腔放松训练 主要有软腭放松训练,是通过交替进行软腭的高低运动来训练,这项运动是通过哼鸣相近位置的鼻音和塞音以及哼鸣在鼻音和塞音之间的高元音来实现的。

如发:/m—b/ˇ/n—d/ˇ/mi—b/ˇ/ni—d/ˇ/mu—b/ˇ/nu—b/。

（二）针对训练

1. 口腔共鸣异常的治疗　如果患者存在前位聚焦,则采用后位音法,如果效果欠佳,可降低一个音阶再次进行训练;如果患者存在后位聚焦,则采用前位音法,如果矫治效果欠佳,可升高一个音阶再次进行训练,最终获得疗效;如果患者存在喉位聚焦,则应将升调训练与伸舌法结合起来进行训练。

（1）后位音法:指通过发一些舌根音,如"骨"、"哭"等来体会发音时舌位靠后的感觉,帮助减少发音时舌位靠前的现象,从而达到治疗前位聚焦的目的。

（2）前位音法:指通过发一些舌尖前音,如"脾""比"、"题"等来体会发音时舌位靠前的感觉,帮助减少发音时舌位靠后的现象,从而达到治疗后位聚焦的目的。

（3）伸舌法:通过将舌伸出口外用高音调发前位音,如/i/ˇ/mi/等,扩张口咽腔,体会发音时口腔放松的感觉,从而达到治疗因咽腔和喉部过于紧张而导致的喉位聚焦和后位聚焦。

口腔共鸣障碍的康复治疗方法见图6-6。

图6-6　口腔共鸣障碍康复治疗

2. 鼻腔共鸣异常的治疗　鼻腔共鸣异常的治疗包括鼻音功能亢进和鼻音功能低下的矫治。鼻音功能亢进患者的软腭与腭垂可能存在一定的功能障碍,因此治疗时主要进行减少鼻音训练,并用口腔共鸣法来增强其口腔共鸣效果。鼻音功能低下的患者主要不能发/m/ˇ/n/ˇ/ng/等鼻辅音,其言语缺少必要的鼻腔共鸣成分,非鼻音的清晰度也不高,治疗时主要进行增加鼻音训练及采用鼻腔共鸣法来增强其鼻腔共鸣效果。

（1）减少鼻音的训练:如降低音调、响度说话;说话时增加口腔的运动幅度;利用镜子,通过发鼻音和非鼻音,体会和观察软腭的运动等;进行一些非鼻音材料的朗读练习,直到建立平衡的口鼻共鸣。

（2）口腔共鸣法:指在咽腔打开、放松的同时舌放松,舌尖抵住下切牙的状态下,发/ha/音;在咽腔缩紧,舌收缩成束状,下颌张开度减小的状态下,发/hu/音;或者发一些包含不同舌位变化的词语和短句,帮助患者体会口腔共鸣的感觉,从而建立有效的口腔共鸣,提高口腔共鸣能力。

（3）增加鼻音的训练:首先可进行鼻音和非鼻音的听辨训练,以增加患者对鼻音的感知;

接着,可练习稍高一些的音调或增加声音的响度说话;另外还可进行哼音训练,即在发/a/音的同时闭上嘴唇,这样可让声音从鼻腔发出。

(4)鼻腔共鸣法:当患者的鼻腔共鸣状况得到一定改善后,可进行鼻韵母与非鼻韵母的对比训练,然后进行含鼻声母或鼻韵母的词及短句、句子的鼻腔共鸣训练,直到能够将鼻音应用自如。

鼻腔共鸣障碍的康复治疗方法见图6-7。

图6-7　鼻腔共鸣障碍康复治疗

3. 综合训练　在进行针对性的训练后,患者的共鸣状况得到了较好的改善,最后还需要进行以改善其言语整体共鸣效果为目的的综合训练。此类方法包括:胸腔共鸣法、口腔共鸣法、鼻腔共鸣法、头腔共鸣法、鼻音/边音刺激法和U声道法。通过前4种方法,分别对患者的胸腔、口腔、鼻腔、头腔共鸣效果进行改善,再通过后两种方法促进患者对各共鸣腔共鸣的转换和控制能力,最终达到良好的共鸣。

(1)胸腔共鸣法:指通过低音调持续发音,如元音、词语、短句等,使声波在胸腔产生共鸣,帮助患者体会胸腔共鸣的感觉,从而建立有效的胸腔共鸣。

(2)头腔共鸣法:指通过以高音调持续发鼻音,使声波在头腔产生共鸣,帮助患者体会头腔共鸣的感觉,从而建立有效的头腔共鸣。训练材料如/m/、/n/、/m+韵母/或/n+韵母/、/m-猫/、/n-鸭/、/m-妈妈/、/n-音乐/等。

(3)鼻音(边音)刺激法:通过交替发鼻音和边音来促进鼻腔和喉腔间共鸣的转换,以帮助患者获得良好的共鸣音质。训练时要求采用咏叹调的形式朗读含鼻音和边音的材料,如/蚂蚁啊蚂蚁,蚂蚁/、/龙啊龙啊龙,龙/、/龙啊牛啊龙/等。

(4)U声道法:指通过用胸音、头音、胸音转换到头音/u/,使整个声道通畅,同时体会胸音向头音转换的过程中不同共鸣腔振动情况的变化,使共鸣的转换控制能力增加,最终取得良好的共鸣效果。

本章小结

　　人的共鸣功能失常会导致共鸣障碍,表现为人的言语行为失常。共鸣障碍包括口腔共鸣障碍和鼻腔共鸣障碍。口腔共鸣障碍包括前位聚焦异常、后位聚焦异常和喉位聚焦异常。鼻腔共鸣障碍包括鼻音功能亢进和鼻音功能低下。共鸣障碍病因分器质性和功能性两类。共鸣功能评估多采用客观测量和主观评估方式。器质性共鸣障碍应先进行手术等治疗,然后再进行功能恢复训练;功能性共鸣障碍应直接进行共鸣训练。共鸣障碍的治疗应遵循基础训练→针对训练→综合训练的思路。

(李立国)

目标测试

A1 型题

1. 衡量咽腔大小的共振峰是以下哪项参数
   A. F1　　　　　　　　B. F2　　　　　　　　C. F3
   D. F4　　　　　　　　E. F5
2. 衡量口腔大小的共振峰是以下哪项参数
   A. F1　　　　　　　　B. F2　　　　　　　　C. F3
   D. F4　　　　　　　　E. F5
3. 共鸣腔的体积与共振峰值的关系是
   A. 成正比　　　　　　B. 成反比　　　　　　C. 无关系
   D. 线性关系　　　　　E. 非线性关系
4. 某男性在发/a,i,u/时,捏鼻与非捏鼻状态下的音质存在显著的差异,这说明他
   A. 鼻音功能亢进　　　　　　　B. 鼻音功能低下
   C. 鼻音功能正常　　　　　　　D. 鼻音同化
   E. 聚焦障碍
5. 某女童发/mo/音时,捏鼻与非捏鼻状态下的音质无明显差异,这说明她
   A. 鼻音功能亢进　　　　B. 鼻音功能低下　　　　C. 鼻音功能正常
   D. 鼻音同化　　　　　　E. 聚焦障碍
6. 纠正前位聚焦的训练方法不包括
   A. 共鸣综合训练　　　　B. 后位音训练　　　　C. 降低一个音阶
   D. 共鸣放松训练　　　　E. 伸舌法
7. 纠正后位聚焦的训练方法不包括
   A. 共鸣综合训练　　　　B. 半吞咽法　　　　C. 升高一个音阶
   D. 共鸣放松训练　　　　E. 前位音训练
8. 纠正喉位聚焦的训练方法包括
   A. 共鸣综合训练　　　　B. 共鸣放松训练　　　　C. 喉音位训练
   D. 伸舌法　　　　　　　E. 声调训练
9. 以下哪些不是治疗鼻音功能亢进的方法
   A. 略升高音调　　　　　B. 鼻音与非鼻音分辨　　　　C. 降低响度

D. 张嘴法　　　　　　　　　　E. 共鸣综合训练

10. 治疗鼻音功能低下的方法不包括

A. 略升高音调　　　　　B. 鼻音与非鼻音听觉分辨　　　C. 哼音训练

D. 减少响度　　　　　　E. 增加响度

第七章 语畅障碍

学习目标

1. 掌握：口吃的定义、口吃的治疗方法。
2. 熟悉：口吃的症状表现及评定方法。
3. 了解：口吃的病因及口吃治愈的标准。

案例

  小康是某校四年级的学生，今年10岁。在学校与老师、同学们交流时表现欲强，喜欢发言，但说话时常伴有字音延长、重复次数较多的现象。因此同学们经常模仿小康说话，嘲笑他，称他为"卡带小康"。后来，小康在班级里说话变少了，一开口就结巴。渐渐地小康学习成绩下滑，不愿意跟他人交流，性格内向，产生抵触、厌学的情绪。

  据小康父母介绍，小康从小体质较弱，常生病。父母常年在外打工，小康跟随奶奶一起生活。奶奶平时说话时就常出现字音过重，尾音拖得过长的习惯，如"吃------饭"。

  请问：1. 针对小康的情况，我们应该怎样进行治疗、治疗方法有哪些？

     2. 如何预防儿童出现口吃的现象？

第一节　概　　述

一、口吃的定义

  口吃俗称"结巴"、"磕巴"，医学上称为语阻，是一种言语流畅性障碍。表现为说话时出现言语停顿、反复、中断等现象。

考点提示

口吃的定义

  口吃影响患者的多个方面，使患者产生巨大的心理压力，降低了患者与人沟通和社会适应的能力，造成生活、学习和工作上许多的不便。因此及时发现、及时干预、及时治疗可以减轻或避免患者因口吃而对自身带来的负面影响。

二、口吃的病因

口吃发生的原因有多种,目前国内外尚无统一的结论,可能是由于生理、心理等多种因素综合作用的结果。大致可概括为以下几种:

1. **遗传因素** 口吃的产生与遗传因素有关。口吃患者家族的发病率约为 36% ~ 55%,同卵双生子口吃的发病率要高于异卵双生子,被领养的儿童出现口吃的原因与他实际父母患有口吃有密切的联系。

2. **模仿所致** 有多数口吃患者的发病原因是由于其在语言形成的过程中模仿其他口吃者说话而造成的。儿童时期是学习和掌握语言的关键时期,此期儿童具有喜欢模仿、好奇心强的特点,在语言形成的过程中易受到亲友、同学或电视、动画片等因素的影响而形成一种不良的反应行为。同时口吃的“感染性”极强,对于语言发育尚未成熟的儿童来说,很容易受到其他口吃者的暗示,最后形成口吃的习惯。

3. **社会心理因素** 一些儿童在特定的情境下(如受到惊吓、训斥、责骂、嘲笑、环境突然变化、过度紧张、重度打击等)会出现恐惧、焦虑等心理变化。这些应激反应会导致口吃的发生。

此外,若成人对于儿童说话时出现重复、停顿等现象表示不耐烦、随意打断或过度矫正等,同样会增加儿童对自身言语的关注或反映强烈,对说话产生恐惧感,导致一说话就紧张或害怕的不良结果。因此,口吃的发生与人的心理因素存在着较大关系。

4. **疾病的影响** 口吃产生的另一常见原因是由于疾病的影响。常见疾病有儿童头部受伤、小儿癫痫、百日咳、猩红热、鼻炎、扁桃体炎或肥大等。

5. **其他因素** 如大脑皮质优势理论、生化理论、生理故障假说理论、错误诊断理论、心理学理论、条件反射理论、趋避矛盾理论等。

口吃的发生是由多方面原因造成的,不同的口吃患者发生口吃的原因是不完全相同的。口吃不是单纯的言语问题,也不是单纯的心理问题,它是由多种因素交互作用而导致的。因此研究口吃的病因及其机制需要涉及言语科学、神经病学、言语-语言疾病学、神经生理学、心理学等多学科的协同参与。

三、口吃的症状分类

口吃的症状是指说话困难或预感到说话困难时所引起的一系列反应。进行口吃的症状分类,首先必须分析从开始口吃到目前发展的全部过程。随着病程的发展需要了解患者在学习、工作、生活等方面的环境因素对患者造成的影响,以及患者的心理状态和自我评价的情况。

口吃表现从发展角度考虑,如图 7-1 中所示,将口吃的瞬间状态称之为口吃症状。口吃症状从言语、运动、情绪等方面考虑,分别对“言语症状”、“伴随症状”、“情绪反应”、“努力性表现”等亚项进行分析。一贯性、适应性是指在朗读或谈话过程中的表现。此外,口吃与非口吃有时会交替出现,在此用“波动”来表示。

不同的病例在口吃的症状表现、程度以及症状出现的顺序、症状的性质也不同,所以在检查及评定时要尽量做到全面分析。

(一)言语症状

根据口吃的症状与口吃的表现,可将其归纳为以下几个症候群。如表 7-1 所示。

图 7-1 口吃症状与过程的分析

表 7-1 口吃的言语症状

群	略语	症状表现
A 群	SR	音、音节的重复
		sound and syllable repetition
	PR	词的部分重复
		part- word repetition
	Cpr	辅音部延长
		consonant prolongation
	Vpr	母音部延长
		vowel prolongation
	St	重音或爆发式发音（在不自然的位置当中出现）
		stress, burst
	Ds	歪曲或紧张（努力发声,结果出现歪曲音,或由于器官的过度紧张而出现的紧张性发音）
		distortion, tense
	Br	间断（在词中或句中出现）
		break
	Bl	中断（构音运动停止）
		block
B 群	Prep	准备（在说话前构音器官的准备性运动）
		preparation
	AR	异常呼吸（在说话前的急速呼吸）
		abnormal respiration

续表

群	略语	症状表现
C 群	WR	词句的重复（词句以上连贯的重复，并非是强调或感动的表现） word and phrase repetition
	Er	说错话（言语上的失误，也包括朗读错误） error
	Rv	自我修正（包括语法、句子成分等的修正，反复） revision
	Ij	插入（在整个句子中插入意义上不需要的语音、词、短句等） interjection
	Ic	中止（在词，词组或句子未完时停止） incomplete
	Pa	间隔（词句中不自然的间隔） pause
D 群	Rt	速度变化（说话速度突然变化） change of rate
	Voi	声音大小、高低、音质的变化（由于紧张在说话途中突然变化） change of loudness, pitch and quality
	RA	用残留的呼气说话（用残留的呼气继续发音） speaking on residual air
E 群	Oth	其他（A～D 群均不属于的） other

（二）伴随症状

表 7-2 所示，口吃患者有时为了克服或纠正自身的言语困难而出现一些正常说话时所不需要的运动。

表 7-2　口吃患者的伴随症状

部位	表现
构音器官	喘气、伸舌、弹舌、嘴歪、张嘴、下颌开合
颜面部位	眨眼、闭眼睛、张大眼睛、抽噎、张着鼻孔、颜面鼓起来
头颈	脖子向前后、侧面等乱动
四肢	四肢僵硬、手舞足蹈、用手拍脸或身体，用脚踢地，握拳
躯干	前屈、后仰、坐不稳

（三）努力性表现

努力性是口吃患者为了避免口吃或想从口吃状态中解脱出来所表现的解除反应、"助

"跑"样表现、延长、回避等。如表7-3所示。

表7-3 口吃患者的努力性表现

表现的侧面	内涵
解除反应	出现口吃时努力从口吃中解脱出来,如用力、加进拍子、再试试等
助跑现象	在插入、速度、韵律方面出现问题时,重复前面说过的部分词语,以便说出下面要说的而又说不出的词
延长	想办法将困难发的音延长,最终目的是将目的音发出来,前面有婉转、貌似思考的表现
回避	尽量避开该发的音,尽量不发目的音,放弃说话或用别的词代替,或用不知道回答,使用语言以外的方法如手势语等

(四) 情绪性反应

口吃患者在情绪方面的表现,不仅体现在口吃发生时,有时还表现在要说话时、预感口吃时或口吃发生之后。如表7-4所示。

表7-4 口吃患者情绪方面的表现

表现的侧面	具体表现
表情	脸红、表情紧张、表情为难
视线	将视线移开、视线不定、偷看对方、睁大眼睛(吃惊的样子)、死死地盯着对方(吃惊的样子)
态度	故作镇静、扩张虚势、采取攻击的态度、做怪相、很害羞的样子、心神不定
行为	像害羞似的笑、焦躁、手脚乱动、屏息不出声、假咳嗽、从这个地方逃走(有此意图)、癫痫样发作、事先避开这种场面或对方
说话方式	开始很急、说话量急速变化、声音变小、说话单调、将要说的话又咽回去

(五) 一贯性和适应性

一贯性效果是指反复朗读同一篇文章时,在同一位置、同一音节中出现口吃表现,这种表现在谈话中也常可见到。一般重度口吃患者的一贯性都很高。适应性效果是指在同一篇文章中反复朗读时每重复一次,口吃频率就降低一次,口吃越重适应性就越低。

(六) 波动

波动是指在口吃的流畅期与非流畅期交替出现,常见于口吃的初期。例如儿童生活明显不规律时,包括生病、环境改变等原因,会造成口吃的波动。而后随着儿童年龄的增长及口吃的进展,流畅期会逐渐缩短,波动性变小。另外,口吃患者症状出现的频率或者口吃发生的轻重,也会随着外界环境的变化而产生波动。

(七) 口吃的程度分级

表7-5所示,根据口吃出现的频率,将口吃可分为轻、中、重度。

表7-5 口吃的程度分级

程度	表现
轻度口吃	2分钟内出现口吃1～5次,即说话时偶尔出现口吃,一般能表达自己的意愿
中度口吃	2分钟内出现口吃6～10次,即说话时常出现口吃,但还能表达自己的意愿
重度口吃	2分钟内出现口吃10次以上或无法说话,即说话时频繁出现口吃,很难表达自己的意愿

四、口吃的症状表现

(一)言语症状

1. 连发性 口吃患者讲话时,常会出现在某字上重复3次或3次以上才能继续说下去,如:"北、北、北、北京天安门"或是"北京天、天、天、天安门",但是语句本身不中断。患者越严重,连发音就越多。连发性在儿童患者中较多见。

2. 难发性 难发性常见于患者说话第一个字就说不出来的现象。有时要经过一番努力才说出来,如"……请问先生……新华书店……怎么走?"说话时常出现越着急越说不出来,产生摇头跺脚、手足乱动等动作。这样会使患者自己感到说话困难、费力,又害怕别人笑话,平时就不愿意多说话,直到非讲不可时才讲。

3. 中阻性 口吃患者在讲话时,如遇到自己平时最难发的字、词,心里会出现紧张、恐惧,甚至是呼吸急促的现象。这种现象的出现会导致患者原本流利的话语受阻,无法继续进行下去。如:"你在哪所大学读书,是学、学、学、学……?"

4. 拖音性 这类口吃较少见,症状表现介于难发性口吃与连发性口吃之间,说话时常把句中的某个字发出来后把音拖长,才能把下一个字说出来。如:"我……今天有事不……能来了"。

5. 无义重音 即说话时掺入一个与语句无关的音,如:"你在呀……呀……等着我",很容易造成理解上的困难,此类口吃以儿童多见。

(二)伴随运动

患者为了摆脱自身言语困难而表现出来的动作称之为伴随运动。常见于口吃的发病初期,当患者遇到发音困难时,通过无意而产生如摇头、跺脚、身体摆动、吐舌、全身紧张等动作,把准备发出却还未发出来的音激发出来,患者认为是这些伴随动作帮助自己发音。刚开始时可能对患者有一些帮助,但随着口吃的进展作用就不明显了。

(三)呼吸异常

呼吸异常是口吃患者较显著的症状。患者常表现为在发生口吃的同时呼吸会变得急促,甚至出现胸闷、气短等症状。

(四)肌肉痉挛

口吃发生时,会受到发音器官的抽搐性运动和肌肉痉挛,从而导致发音器官、呼吸不能正常运动。常见的有患者出现口吃时,面部出现痉挛、唇舌僵硬、全身颤抖等。

(五)心理障碍

大多数口吃患者都有着不同程度的心理障碍,如果在早期言语表达时受到过他人的嘲笑、讥讽等会使患者感到自尊心严重受挫,对言语表达产生恐惧、逃避甚至出现自卑、胆怯等性格特征。长此以往,患者在每次进行言语表达时便会产生顾虑,越是顾虑口吃表现的越明显,使得形成一种恶性循环,导致患者的症状越来越严重。

第二节 口吃的康复评定

每位口吃患者的症状表现都有所区别,而且具有较大的偶然性。对口吃患者的评定一般要经过较长时间的临床观察,才能做出准确的评定。由于容易引起口吃的原因不同,所以在对每个口吃患者设定检查课题时,就要充分考虑到语音的种类、音的组合、词汇的使用频率、抽象度、词句的长度及语法复杂程度等语言学方面的要素。同时口吃具有一定的波动性,在进行口吃检查时要全面考虑。

一、学龄前儿童口吃的康复评定

学龄前儿童指的是尚未达到入学年龄的儿童,在我国通常是指年龄在5~6岁之前的儿童。由于学龄前儿童的阅读能力较低,评定时可做以下几项:

1. 询问家长 此法适用于年龄较小的儿童或不配合检查的儿童,以及一方面怀疑自己孩子口吃,另一方面又担心到医院检查会给孩子造成不良影响的家庭。

2. 谈话 治疗师选择与儿童进行谈话或观察口吃儿童与其父母或抚养人的谈话,可以更加全面地了解到口吃儿童在实际生活中与人交流的情况。谈话内容尽可能地符合儿童的兴趣。

3. 图片命名 根据儿童的年龄选取名词与动词的图片若干张,让儿童根据图片命名或进行动作的描述。在儿童描述的过程中了解其口吃的情况及特征。

4. 情景描述 让儿童根据所选择的情境画图片来用语言描述,以了解儿童在不同句子长度及不同句型中口吃的状况,必要时治疗师可适当地对儿童给予提示。

5. 复述和一起复述 可让儿童复述一篇小短文,以了解其口吃在被刺激及相伴复述时的改善情况。

二、学生期与成人期口吃的康复评定

1. 谈话 治疗师通过与患者的自由谈话来了解患者在日常生活中的说话状态,并且根据患者的语音种类掌握其口吃的特点。

2. 问答 治疗师通过提问的方式来了解患者的口吃状态。

3. 朗读 包括对单词、字卡的朗读及句子卡片的朗读。以了解词头音不同口吃表现的差别,把检查结果与口语命名结果相比较;了解朗读时口吃的状态及口吃在句子内的位置,明确不同语法难度对口吃的影响、口吃的一致性和适应性的效果。

4. 单词命名 选取若干张名词与动词的图片,让患者进行命名,并根据患者的言语种类了解口吃的特点。

5. 情境描述 通过患者对句子的描述来了解其在不同句子长度及句型中口吃的特点。

6. 复述及一起复述 了解患者在被刺激及相伴复述的情况下口吃症状是否有所改善及改善的程度。

7. 对口吃的预感 在进行评定时,观察患者对特定的语音是否有口吃预感及其表现形式。

第三节 口吃的康复治疗

到目前为止,还没有找到造成口吃的确切病因,而且影响口吃波动和加重的因素也有很多,所以在训练前应充分了解患者口吃的类型以及所处阶段,并且根据不同阶段的特点来确定训练项目及方法。

考点提示

口吃的康复治疗方法

一、学龄前儿童口吃的康复治疗

（一）对口吃儿童父母的指导

由于此阶段的儿童年龄较小且未上学,在生活中和交流中大部分由父母陪伴,在治疗儿童口吃的过程中,需要治疗师与父母的共同努力才能更好地实施治疗方案。

1. 控制语速 儿童由于其口唇和下颌的发育不及成人,移动的速度较成人慢,当儿童语速加快时可能会出现重复和拖音的现象,还有可能出现语音形成与呼吸的不协调。有时儿童为了追随成人的语言节奏会不自主的加快语速,当语速快形成习惯时,再想减慢就有一定难度了。所以父母在平时与儿童交流时尽量放慢自身的语速,那么儿童慢慢地就有可能相应的减慢语速。

2. 鼓励交流 父母经常对儿童谈论当时发生的一些事情,可使儿童流畅性言语增加。当具体的物体和事情摆在儿童的面前时,获取词汇的速度加快,儿童发音就会更加流畅。同时父母要注意自身言语表达方式,避免对儿童使用命令式的语气,鼓励儿童在成人谈论某些事情时发表自己的看法。

3. 减少提问 谈话中对儿童提问的问题数量过多时,会导致儿童非流畅性言语增多。许多父母发现陈述句方式对减少孩子口吃有益处。所以在交流时应改变方式,尽量减少问题的数量,语气适中,不要让孩子感到你在给他做训练,否则孩子可能会拒绝交流。

4. 即刻重复 当3岁以下的儿童口吃时,我们可以小心地简单流畅地重复他们刚才说过的话而不引起他对口吃的注意,非流畅性言语可以减轻。虽然这不是一种愉快的交流方式,但可以使儿童知道我们已经明白他的意思而轻松愉快的交流,这种"重复"谈话技巧要在治疗的2～3个月后逐渐停止。如果儿童认为这种"重复"是在取笑他们时即终止使用。

5. 倾听与关注 多数儿童说话时要求我们关注他们,注视他们的眼睛,全神贯注地倾听他们的说话,不希望我们边听边做其他的事情,如果我们倾听与关注不够,就有可能导致儿童说话不流畅。

6. 改善环境 家长尽量要为儿童创造一个安定的环境,消除儿童的思想负担,从而减轻患儿口吃的症状。多给予儿童安慰和鼓励,不要使周围的人过分注意孩子说话的缺陷,不要模仿、嘲笑孩子,不能粗暴地中断孩子讲话,与孩子交流时应放慢语速,降低音量,引导孩子树立克服口吃的信心。

（二）对口吃儿童的训练

1. 呼吸训练 口吃患者常见的症状有深呼吸,喉头与口腔气流中止、喘气、说话气流不足、长句"拖延"等。呼吸气流的控制可能对儿童来说较难,因此需要设计一种儿童可以放松呼吸,回到正常呼吸模式的游戏。

2. 速度、节律训练　减慢语速可减少单词重复的次数,易化起始音的发出。我们要求儿童缓慢地说话并示范如何缓慢说话,同时杜绝儿童时快时慢的波浪式语言。另外如果儿童喜欢唱歌,我们可以用一些词或音节唱歌,形成一定的节律,会使儿童放松,唱歌时可以用拍手或者用木棍敲击桌面以获得节律效应,但节拍手段应多样化,也可以利用敲鼓或弹奏琴键来训练节律。

3. 控制音量　为了减轻口吃,我们让儿童轻柔地说话,虽然这样可能会导致轻微多次阻塞或重复,但是没有气流中止的阻塞现象,这样口吃就有所改善。

4. 语音训练　一般情况下,元音、浊辅音、清辅音会对口吃儿童说话时口吃产生影响,词的起始音与终止音对喉功能也能造成影响。因此许多口吃儿童当遇到起始音为元音或双元音时,口吃更加严重,有时发起始词困难,出现停顿现象。

5. 放松训练　儿童说话有时似乎在挤出某个单词,胸腹部肌肉僵硬紧张,这时治疗师可一边轻轻按摩其腹部,一边说"保持你的肚子软软的",即可达到放松的目的。

6. 反馈　治疗师和父母在治疗过程中尽量不要用评价性的单词,多用以称赞性的话语,让儿童感到不必费力说话,我们也能参与他的谈话。

二、学生期与成人期口吃的康复治疗

(一) 语速与韵律训练

针对语速过快的患者可以选择用节拍器帮助其控制说话的速度,可根据节拍器上不同的刻度,训练时按照要求设定速度,从每分钟40拍节开始逐渐提高速度,或直接用口吃训练仪器训练。或者可选用一些单词让口吃者将字与字之间用韵律连起来,训练时先用"哼"语的方式将单词读出来后,再用口语读出;熟练以后就用同样的方式训练句子。

(二) 齐读训练

是指治疗师与患者同时进行同一内容的朗读。这种方法可以立即减少不流利的数量。这是因为改变了说话者的听觉反馈引起的。

(三) 听觉反馈仪器的训练

近几年,人们发现把自己说话的声音延迟 0～220 毫秒,运用录音装置通过耳塞重现说话声音或变频声音反馈给口吃者,会使患者的言语流利性得到提高。年龄越轻,对延迟听觉反馈效应越敏感。但是这种方法只对部分口吃者有效,而且应在医生的指导下应用。

(四) 其他治疗方法

1. 呼吸训练　口吃者的呼吸器官、发音器官一般正常,但口吃者说话时常常呼吸紊乱,呼吸方式不当,或呼吸和发音不协调。采用符合发音规律的呼吸疗法,如练习呼吸操,进行呼吸和发音的协调训练,结合其他治疗方法可进一步改善口吃。

2. 心理治疗　成年口吃者比儿童存在更严重的心理伴随症状,表现为逃避与外界的言语交流,所以很多学者认为治疗口吃的重点应放在对患者心理障碍的去除上,心理治疗应贯穿于口吃治疗的全过程。

3. 药物治疗　如抗焦虑药、抗抑郁药、钙通道阻断剂、支气管扩张剂等药物都在一定程度上起到改善口吃的作用。常用的药物有氟哌啶醇,对口吃的治疗有一定效果,但副作用较大,而且容易引起药物的依赖。

三、口吃治愈的标准

根据 Silverman 标准,一个成功的口吃治愈需要符合以下条件:

1. 患者言语不流利的数量能在正常范围内。
2. 患者流利的程度在正常范围内至少持续 5 年。
3. 患者本身不再认为有流利性障碍或再次发生此类问题。

 本章小结

　　口吃是言语的流畅性障碍。主要表现为重复说起初的单词或语音、停顿、拖音等。口吃发病的原因目前尚不清楚,部分儿童可随着成长自愈;部分则伴随至成年或终身,但通过言语训练大多数患者可以得到一定程度的改善。

(李婉莹)

 目标测试

A1 型题

1. 关于口吃的治愈标准需要正常范围流利言语持续至少多少年

A. 3 年 　　　　　B. 4 年 　　　　　C. 5 年

D. 6 年 　　　　　E. 7 年

2. 对学龄前儿童进行口吃的评估与成人的不同点在于

A. 复述 　　　　　B. 会话 　　　　　C. 向口吃儿童父母询问

D. 图卡命名 　　　E. 朗读

A2 型题

3. 乐乐是一所小学二年级的学生,素日身体健康,模仿能力强。原本说话流利,但近期班里转来一名新同学,该同学说话时常出现声音重复、延长的现象。乐乐对这名同学的说话产生好奇感,喜欢模仿其说话,久而久之养成了口吃的习惯。乐乐口吃的发病原因最有可能是

A. 遗传 　　　　　B. 疾病的影响 　　　C. 模仿暗示

D. 社会心理因素 　E. 过分关注自身语言

A3 型题

患者李某,男性,8 岁。说话时常伴有发音重复、发音困难的情况,常见于说话时的首字难以发出,着急时可出现摇头跺脚的现象。经询问患者为足月顺产儿,未曾患有特殊的疾病,家庭经济状况较好,无家族遗传病史。

4. 根据患者的症状可诊断为

A. 语言发育迟缓 　B. 失语症 　　　　C. 口吃

D. 脑瘫儿童言语障碍 　E. 构音障碍

5. 根据患者的症状表现患者的言语症状属于下列哪一类

A. 连发性 　　　　B. 难发性 　　　　C. 中阻性

D. 拖音性 　　　　E. 无义重音

B1 型题

    A. 解除反应   B. 助跑现象   C. 延长

    D. 回避   E. 波动

6. 患者为了不口吃,而出现重复开始的语句的现象属于

7. 患者口吃的流畅期与非流畅期交替出现的现象属于

第八章 听力障碍

案例

    患者,张××,女,23岁,主诉:耳鸣伴目眩、恶心、全身无力、睡眠不佳。病程史为一年余,加重两天,左耳比右耳听力缺失严重,精神压力大,影响正常的工作和生活。

    请问:1. 张女士的诊断和治疗方案是什么?

          2. 是否应佩戴助听设备?

第一节 概　　述

    听觉是人类重要的感觉功能之一,正常的听觉功能对于维系人与人之间、人与周围环境之间的相互交流具有重要意义。当人出现听力障碍时,将导致听觉障碍,由此带来学习、社交能力的障碍及患者心理、精神的创伤。不同类型和程度的听力障碍对于正常言语的形成、发展和成熟过程将产生不同的影响。

考点提示

听力障碍的定义

一、听力障碍的定义

    按照我国《残疾人残疾分类和分级》的国家标准,听力障碍定义为听觉系统中的感音、传音以及听觉中枢发生器质性或功能性异常,而导致听力出现不同程度的减退。该疾病别名叫耳聋。

二、听力障碍的分类与病因

    听力障碍有多种分类方法,按病变部位可分为传导性、感音神经性和混合性聋;按发生时间顺序分为先天性聋和后天性聋;按与言语功能发育之间的关系分为语前聋和语后聋等。临床上听力障碍最常用的分类方法是按照耳聋的性质和发生部位划分的三种类型。

1. 传导性聋　发生于外耳、中耳的病变,导致经空气径路传导的声波、经鼓膜和听骨链到达内耳时声能减弱,从而导致不同程度的听力障碍,称传导性聋。传导性聋的听力学检测特点为:①音叉测试骨导听力优于气导听力(Rinne 试验阴性,Weber 试验偏向患侧,Schwabach 试验骨导延长);②纯音听阈测试骨导听阈基本正常,气导听阈提高,各频率气骨导听阈差距 >10dB;③言语测听显示言语识别率基本正常;④鼓室压图常表现为 B 型、C 型、As 型和 Ad 型等异常图形,分泌性中耳炎伴鼓室积液时鼓室压图常为 B 型;⑤听性脑干反应测听(ABR)可能显示各波潜伏期延长,但波间期正常。

可导致传导性聋的病因有:

(1)外耳、中耳炎症:如急慢性中耳炎(分泌性或化脓性)、乳突炎,外耳道炎、鼓膜炎等。

(2)外伤:如外伤性鼓膜穿孔,颞骨骨折导致的鼓室积血、听骨链中断等。

(3)异物:如外耳道异物、耵聍栓塞、中耳表皮样瘤等。

(4)肿瘤:如外耳道肿瘤、颈静脉球瘤、中耳血管瘤、中耳癌等。

(5)先天畸形:如先天性外耳道闭锁、听骨链畸形、窗膜发育不全等。

(6)某些特殊部位疾病,如耳硬化症、前半规管裂等,在早期也可表现为传导性听力障碍。耳硬化症早期,听力曲线中骨导听阈在 2000Hz,常出现向下的"V"形切迹,称卡哈切迹(Carhart notch),是耳硬化症早期的特征性表现。

2. 感音神经性聋　指内耳毛细胞、血管纹、螺旋神经节、听神经或听中枢的器质性改变,导致声音信息感知、传递或分析过程的障碍而产生的听力减退,称感音神经性聋。感音神经性聋包括感音性、神经性和中枢性聋,分别指由于内耳听觉感受器、听神经和听觉中枢病变所导致的听力障碍,由于临床上不易通过常规测听方法区分而统称感音神经性聋。感音神经性聋的听力学特点:①音叉试验:气导优于骨导(Rinne 试验阳性,Weber 试验偏向健侧,Schwabach 试验骨导缩短);②纯音听阈测试:气、骨导听力曲线一致性下降,气骨导差距 <10dB;③阈上听功能测试:耳蜗病变患者重振试验阳性,即声强的轻度增加可引起响度的异常增加;蜗后病变患者可出现异常听觉疲劳和听觉适应现象;④言语测听示言语识别率降低;⑤鼓室压图基本正常;⑥ABR 可出现各波潜伏期延长,蜗后病变(如听神经瘤)时,可出现 V 波消失或 I ~ V 波间期延长,两耳 V 波潜伏期差 >0.4 毫秒。

感音神经性聋是临床最多见的听力损失类型。导致感音神经性聋的原因有:

(1)遗传性聋:基因或染色体异常导致。根据遗传方式的不同,可分为常染色体显性、常染色体隐性、X/Y 染色体以及线粒体遗传性聋。根据表型差异可分为综合征性和非综合征性遗传性聋,目前已知最多见类型是 GJB2 基因突变导致的常染色体隐性非综合征遗传性聋,约占所有非综合征性聋的 50% 。

(2)老年性聋:伴随人体老化出现的听觉器官的退行性改变,机制不明。主要表现为双侧对称性、缓慢进展的感音神经性聋,初期常以高频听力损失为主,逐渐发展为所有频率的听力损失。按照病变发生的部位,老年性聋可划分为多个类型,较常见的有:①感音性:表现为内耳毛细胞的退行性改变,数量减少;②神经性:耳蜗螺旋神经节细胞数量减少;③血管纹性(代谢性):耳蜗血管纹的萎缩、变性;④耳蜗传导性:可能与基底膜硬化有关。

(3)耳毒性聋:指由于药物或长期接触某些化学制品导致的耳聋。临床最常见的是接触氨基苷类抗生素所导致的药物性聋,如链霉素、庆大霉素、卡那霉素、新霉素等。水杨酸类止痛药、袢利尿剂(如呋塞米)、抗肿瘤药物(如顺铂)、抗疟药(如奎宁)等,也是较常见的耳毒性药物。耳毒性聋可在接触有害物之后任何时期发生,并可在停止接触后继续进展。目前发现,氨基苷类药物致聋除与药物毒性和剂量有关外,个体存在线粒体基因缺陷可能是更主要的原因。

(4)噪声性聋:指急性或慢性强声刺激损伤听觉器官而导致的听力障碍。早期噪声性聋典型的听力曲线为4000Hz的"V"形听力下降,之后波及其他频率,高频听力下降突出。

(5)特发性突聋:指突然发生的原因不明的感音神经性聋,可能与内耳供血障碍、病毒感染、膜迷路积水或窗膜破裂有关。部分患者有自愈倾向。

(6)自身免疫性聋:多发于青壮年的、双侧同时或先后出现的、非对称性、进行性的感音神经性聋。听力可呈波动性,可伴前庭症状,免疫抑制剂对部分患者有效。

(7)创伤性聋:包括由于头颅外伤、耳气压伤或急慢性声损伤导致内耳损害而引起的听力障碍。

(8)其他:一些全身系统性疾病,如高血压、糖尿病、动脉硬化,以及一些代谢性疾病,如甲状腺功能低下等,可以导致感音神经性聋。还有一些较常见的疾病,如梅尼埃病、小脑脑桥角肿瘤、多发性硬化等,也可导致感音神经性聋。

3. 混合性聋 听觉传音系统和感音神经系统同时受累导致的耳聋,称混合性聋。混合性聋的听力曲线兼有传导性聋和感音神经性聋的特点,低频区存在明显的气骨导间距,高频区则气骨导听阈均下降。混合性聋常见于长期慢性中耳炎患者,在鼓膜穿孔、听骨链病变的基础上,由于毒素经窗膜进入内耳同时引起感音性聋。耳硬化症后期,在镫骨足板固定的基础上耳蜗功能的损害也导致混合性聋。

第二节 听力障碍的康复评定

一、行为测听法

(一) 评定方法

选择复合性声源(如击鼓玩具、吹哨子、吹喇叭等),观察受试者对声音刺激的反应。受试时间可使用秒表进行行为测听。

(二) 评定标准

声音给出后根据受试者的反应进行观察,6个月以下的婴儿会出现惊吓反应、听睑反射(又称瞬目反射)及唤醒反应;6个月~1岁的婴儿会出现声定位反应,即头转向声源一侧。由此可以粗略判断患儿对声音的敏感性,是一种粗略筛查听力异常的方法。

(三) 注意事项

行为测听法测试时应避免受试者接触或看见声源物品。可用手帕或毛巾将测试工具掩盖进行测试。

二、纯音听阈检查法

(一) 概念

纯音是指一种仅具有单一频率成分的声音。应用于纯音听力测试的纯音信号,其升、降时间为15~25毫秒,全时程为1~2秒。纯音听阈测试是主观测听法之一。听阈是指在规定条件下,给以特定的声信号,测试中,能察觉一半以上次数的最小声压级或振动力级的声音。纯音听阈测定是目前唯一能准确反映听敏度(听力损失程度)的行为测听法。

（二）意义

1. 测定听力损失的类型（传导性，感音神经性或混合性）。

2. 确定听阈提高的程度。

3. 观察治疗效果及病程中的听阈变化。

（三）条件

1. 准确而符合标准的纯音听力计。

2. 符合标准的隔音室。

3. 经过严格训练的测试人员。

（四）纯音听力计种类

纯音听力计应符合 GB7341-87 规定的要求。有手控听力计，超高频听力计，自动描记听力计，计算机控制听力计等种类。

（五）结果与分析

1. 听力图绘制　听阈测试结束之后，通常将每一纯音听阈的 dBnHL 记录于听力图上，频率间之气导阈用线连接，无反应之频率可不连接，骨导可用虚线连接。如左右耳的听阈画于同一听力图上，则右耳用红色，左耳用蓝色。左耳的符号画在右耳符号之内。

2. 听力损失的分级　目前以纯音听阈测试结果来评定听力障碍或听力残疾的分类尚无统一的标准，常用的分级法是 Clark 对 Goodman 修正的分级法则，其法是根据 500Hz、1000Hz、2000Hz 听阈之平均值进行分级。

3. 听力图的分类　根据纯音听图分为：

（1）传导性听力损失：气导阈提高，骨导阈正常，气骨导差值大于 10dB。

（2）感音神经性听力损失：气导、骨导阈皆提高，无气骨导差值（同于气导及骨导输出强度在听力计校准时容许有 3~5dB 之误差，故气骨导之差值大于 10dB 才认为存在着气骨导差值）。

（3）混合性听力损失：气导阈及骨导阈皆提高，但存在着气骨导差值。

根据各频率纯音听阈损失情况，听力图可分为平坦型，缓降型，显降型，陡降型，上升型，槽型或称谷型，切迹型及山型。一种对缓降及陡降的分型的标准是：1000Hz 与 4000Hz 如小于 40dB 则为缓降型，大于 40dB 为陡降型。

三、听性脑干反应

1. 概念　用瞬态声（短猝音）作为刺激声，给声后从受试者头皮记录出一组电波；最多由 7 个反应波构成。这些反应波来源于听神经和脑干与听觉有关的神经核团。所以被命名为听性脑干反应（ABR）。其他名称：听觉脑干诱发电位、脑干听觉诱发电位、脑干电位、电反应测听等等。

2. 测试原则　刺激强度遵循从高到低，直至反应波完全消失。反应波最后出现的强度要重复测试。真正的反应波有良好的可重复性。初始测试强度在 70dBnHL 左右，如果能够引出清晰的 I、III 和 V 波，则降低刺激强度，否则增加刺激强度。

3. 结果判定　诱发电位中，用来评价听阈水平的理想成分必须有以下特点：图形稳定，容易记录，在接近正常的行为听阈时仍可以记录到；在各年龄段呈现的波形都容易被辨认。在正常听力者，ABR 的 I、III、V 波的引出率为 100%。只有 V 波具备上述特点。

（1）正常：70dBnHL，引出清晰的 I、III、V 波，且各波的潜伏期在正常范围。V 波阈值≤

30dBnHL。

（2）ABR异常可有多种表现，如反应波缺失，潜伏期延长，反应阈值升高等表现。

（3）听力损失严重者无任何反应波。各波的测量：潜伏期是最重要的参数。潜伏期：指声音发出到出现反应波所需要（经过）的时间。它包含了声音从外耳、中耳到内耳毛细胞；毛细胞与听神经末梢的突触传递，听神经本身兴奋传播，兴奋在不同的听觉神经核团之间的传播过程所需要的时间等。

上述因素中从耳蜗开始，到兴奋达各个听觉神经核团所需时间是构成潜伏期主要部分。这个过程与刺激声强度、刺激声频率特性、性别以及听力损失程度有关。由于波的起点有时不易判断，所以临床上都是测量波的顶点与测试声触发点的时间间隔，这种潜伏期是峰潜伏期。诱发电位反应波的最大特点就是潜伏期相对稳定，总是在给声后某一时间出现。在正常听力的年轻人，70dBnHL短声引出的Ⅰ波潜伏期在1~2毫秒之间；Ⅲ波为3~4毫秒；Ⅴ波为5~6毫秒，如果与此相差过大则为异常。除潜伏期外，波振幅也是判断是否引出反应波的重要依据。但由于不同个体之间波振幅可有较大差异，所以临床上不做反应波绝对振幅测量。但对同一个体来说，如果前后测试结果波振幅改变较大，要分析原因。Ⅴ波的特点：在正常听力成人，Ⅴ波是振幅最高的波，而且有一个明显的负波（向下）。各波的潜伏期随刺激强度降低逐渐延长。各波的振幅随刺激强度降低逐渐减小直至消失。

4. 影响 ABR结果的主要影响因素为受试者状态，越安静越好，所以测试最好在受试者睡眠下进行，因为睡眠时肌电明显降低。电阻：极间电阻要在10kΩ以下，越低越好。叠加次数，测试状态不理想时增加叠加次数，最多可达4096~5210次。周围环境影响，避免与电磁波发生源相邻。

四、辅助检查

（一）实验室检查
1. 脑脊液检查。
2. 其他必要的有选择性的辅助检查项目包括血常规、血电解质、血糖、尿素氮等。

（二）其他辅助检查
1. 耳鼻喉科检查及听觉检查。
2. 颅底部摄片、头颅CT及MRI检查。
3. 其他必要的有选择性的辅助检查项目包括胸透、心电图。

五、鉴别诊断

临床常见疾病鉴别：

1. 听神经瘤 成人多见，患者发病缓慢，听力以进行性减退，为感音性耳聋，无复聪现象；常有其他脑神经受损的症状。

2. 脑干病变 脑干的血管性及肿瘤病变，眩晕症状持久，常有眼震、听力减退及其他神经系统的相关体征。

3. 耳蜗神经药物中毒性损害 儿童及青少年多见，引起蜗神经损害的药物较多，但是各种药物对于耳蜗神经损害的程度与部位不尽相同，有些偏重于耳蜗，有些偏重于前庭，或两者都有。硫酸链霉素、庆大霉素主要影响前庭；新霉素、卡那霉素及万古霉素则影响耳蜗，其中新霉素影响耳蜗程度最严重；磺胺类药物则可引起听力减弱及耳鸣，但如果出现前庭症状,则听力障碍将难以恢复;水杨酸类药物在服用过量或药物过敏的患者中可导致听力减退,主要使耳蜗螺旋神经节细胞变性,损害程度轻,较容易恢复。

4. 常见导致传导性听力障碍的疾病 多数听力缺陷是后天传导性的听力丧失,多与中耳炎及其后遗症有关。

第三节 听力障碍的康复治疗

一、听觉训练

听觉训练的基本原则是早诊断、早治疗,要尽早利用残余听力,最大限度地提高对日常多种声音的辨认、区别和理解的能力,使听力障碍患者能够尽早的重新回到有声的世界。对听力障碍者进行听力训练,就是要根据听力状况、智力以及语言发展水平,充分利用其残余听力进行听觉唤醒训练。听觉言语功能康复是听力障碍儿童早期康复教育的重要基础。

（一）声刺激

1. 训练工具 对有条件的地方,可应用多媒体教学辅导系统、语言功能障碍诊治仪;也可根据自身条件采用吹哨子、吹喇叭、击鼓等高频、大音量器具进行训练。多媒体辅助听觉学习系统是在传统听力训练的基础上发展起来的。运用高科技影像画面,逼真的声音和独有的优势,吸引着好奇心很强的聋儿。

2. 训练的目的 唤醒聋儿听觉,培养聋儿注意声音的良好习惯。

3. 训练方法

（1）每日分时段、坚持让患儿听高强度声音:不论患儿对声音有没有反应,都要坚持每日用大声反复刺激听觉器官。每次几分钟或十几分钟不等,循序渐进。训练之后,间隔10分钟再进行下一轮的训练,避免引起患儿的疲劳和厌学。若听到这样的声音聋儿在表情上有所表现,就可以适当地降低强度了。多媒体教学应用可触摸式屏幕调动患儿的动手和模仿能力,由动至静的动画设计画面激发患儿学习兴趣和主动性,使患儿听觉训练效果加强。

（2）玩捉迷藏游戏:治疗师让几个孩子分别躲藏好,然后发出声音,再让寻找的患儿根据听到的声音去寻人。为了提高患儿学习的兴趣,可以要求被找着的小朋友表演一些节目,或者让其发出很响亮的叫声。

（二）乐音刺激

1. 训练用具 多媒体治疗仪中的录音程序、音乐CD、MP4播放器、ipad等。

2. 训练目的 让患儿充分使用残余的听力,尽量多接受来自外界的声音刺激,尽可能的帮助其能够生活在有声世界中。

3. 训练方法

（1）听音乐、歌曲:训练者可以和患儿一起听音乐、歌曲,但并不一定要求聋儿全部能够听到、听懂。乐音刺激训练包括三部分:乐音感受训练、乐音活动训练以及乐音欣赏训练。不管是哪一种训练,都要求聋儿尽量利用自己的残余听力。而且也要利用孩子的触觉等其他感觉器官的功能。而且,这三项训练内容应该有机地结合在一起。让患儿跟随乐曲拍手、踩脚、点头等,开始训练时,治疗师应带领患儿进行训练,促进患儿能够单独进行。

（2）击鼓传花游戏:让患儿们围坐在一圈,音乐开始时,按照节奏传递物件。音乐停,传递也停止。物件传到谁的手上,谁就要受罚。受罚的项目可以是儿童语言训练内容的一小部分。

（三）辨音训练

在噪声刺激训练和乐音刺激训练基础上进行辨音训练。让患儿分辨自然界各种动物的叫声（可鼓励进行模仿）、不同物体发出的声音、各种交通工具的声音；分辨多种乐器发出的不同声音等。分辨的声音越多越好。

1. 辨别声音的有、无　通过游戏的方式让患儿辨别声音的存在。可以让聋儿听到声音跳一跳，或者往盒子里放一颗珠子等。这不仅能够训练聋儿的听力，而且还能训练患儿的动作协调功能。

2. 辨别声源　利用能够发出声音的物体以及通过预先录制的声音进行训练。比如游戏训练"什么东西在响"。训练开始时，治疗师先出示能够发出声音的物体，在患儿面前敲击，然后问患儿是否听见声音，如果听见了就举手。也可以同时教患儿说出物体的名称，比如说"钟"，同时看"钟"的图片。

3. 辨别声音的数量　要求聋儿能够辨别声音有几声。训练中所呈现的声音可以是断续的，让患儿记住共发出了多少个声音。遵循从易到难的原则。开始阶段，用玩偶代表一个声音，治疗师在一个声音出现的同时出示一个玩偶，有多少个声音就出示多少玩偶。然后让患儿看看到底有多少个玩偶，再让患儿听一遍，感受声音的多少。最后可以分别发出数量不同的声音，让患儿进行辨别。

4. 辨识声音的远近　治疗师以离患儿不同距离的位置发出同样强度的声音，然后让患儿辨别声音的远近。也可以采用生活中的声音，录制从远处开来的火车或近处行驶的汽车所发出的不同声音，进行分辨。

5. 辨别声音的高低　选用发出不同频率声音的器具，辨别声音高和低。声音辨别训练是为进一步训练音声语言打基础，训练要循序渐进。

（四）训练的注意事项

1. 声音刺激丰富多彩　要让听力障碍儿童感受丰富多彩的声音，无论是自然声响还是言语声。要注意在音调、音强、音长、音质等方面有丰富的变化，让听力障碍儿童认识多种多样的声音，切忌单调的声音。在讲故事的时候，有时用尖细的声音模仿小鸟；有时用低沉的声音模仿大象。

2. 多听有意义的声音　听觉训练应与日常生活相结合，让他们多听有意义的声音。在听觉训练时，不要总是敲击物体发出声响，应让他们多感受有实际意义的声音，让他们把各个声音和相应的事物联系起来。如电话铃声、流水声、敲门声、交通工具的声音等。

3. 注意语句的完整性　在康复训练或日常生活中，成人不要主观上认为听力障碍儿童能力水平达不到，所以总是把稍长的句子分成两半说，这样会局限听力障碍儿童听觉和语言水平的提高。在听力训练中，应根据听力障碍儿童的听力水平，有意识地延长句子长度或增加听辨的词汇数量，以逐渐提高其听觉记忆水平和对语言整体的理解水平。

4. 长期坚持　听觉训练应每日进行。听觉训练和语言训练一样，是一个长期的任务，在对听力障碍儿童刚开始康复训练时，可安排多一些听觉训练活动；当他学会聆听，能够较好地运用残余听力时，听觉训练的时间可减少一些，但不能完全取消，可以与语言教学灵活地结合起来。

二、聋儿构音训练

构音训练目的是通过训练,培养聋儿口部的张、闭合能力,为发音做好准备。主要通过舌位进行,可进行口腔训练、舌位训练、鼻音训练、口唇部肌肉力量的训练等,让小儿在大量听力训练的基础上,借助视觉、触觉等帮助进行训练。

(一) 训练方法与提示

1. 开始练习时,治疗师要先做示范,帮助聋儿了解张大嘴的活动过程。

2. 要求聋儿在训练时,保持轻松愉快的情绪,可以在音乐的伴奏下进行。

3. 利用双手(手指打开收拢)与嘴的张闭合同步。

(二) 训练时聋儿容易出现的问题

1. 上下唇自然开合无力。

2. 张开大嘴时,舌头乱抖动。

3. 嘴张开时,上下唇非常紧张,双唇呈紧收状态。

聋儿起音不正常,特别是出现较多见的硬起音时,除通过听觉进行纠正外,可帮助聋儿通过一些发音来锻炼声带起振进行训练,元音发音时气流通过口腔,不受阻碍,声带振动。发音时可让孩子摸大人的喉结,让孩子感受到声带的振动。

三、言语语言训练

1. 呼吸训练 其目的是帮助听力障碍儿童个体在自然呼吸的基础上,学会自主控制呼吸和言语呼吸的方法,养成正确的言语呼吸的习惯和能力。以训练腹式呼吸、强调膈肌呼吸为主的训练方法。以改善异常呼吸模式,有效减少呼吸辅助肌的使用,达到改善呼吸效率,降低呼吸能耗的目的。

2. 发音训练 发音训练指听力障碍儿童对声音有了一定的认识后,对发音的一种诱导,逐步掌握正确的发音部位和发音方法,进行正确的发音。多数听力障碍儿童的发音器官并没有器质性病变,由于缺乏锻炼,不懂得如何发出声音,有的相对不够灵活或有一些发音的错误习惯。发音训练的目标帮助其掌握正确的发音方法,形成良好的发音习惯。具体内容可分解为:

(1)发音诱导准备训练(肩颈部放松训练、构音器官放松训练、发音器官放松训练、口腔唇齿部位的训练)。

(2)起声训练(自然起声感知训练、目标音起声感知训练)。

(3)发声功能训练。

(4)构音功能训练。

(5)语音能力训练。

(6)拼音训练。

3. 言语交流训练 言语交流训练是利用听觉训练、说话训练、语言知识训练的基础,训练听力障碍儿童个体听话和说话的一些规则和技巧的使用,如交际的兴趣、如何提问和如何回答、控制音量、配合仪容和体态、表达出来的意思有连贯性和逻辑性等。目的是培养听力障碍儿童个体的交往意识,鼓励用一切交往方式,逐步掌握交往的基本技能,在交往中巩固和发展语言,更好地进行言语交流。

四、其他治疗

1. 药物治疗　目前缺乏肯定治疗听力障碍疗效的药物。根据临床适当给予 B 族维生素、血管扩张药(地巴唑、烟酸、钙离子通道阻滞药等)进行药物的治疗。

2. 心理康复　正确面对现实,选择行之有效的办法去康复孩子,让孩子走出无声世界,步入正常的社会环境。

3. 传统康复　中医针灸也有一定的疗效;此外可适当进行高压氧治疗。

第四节　助听器的类别与选配

一、助听器分类

助听器是为了帮助听力障碍患者聆听声音的助听放大设备。助听器由麦克风、放大器、耳机、电源、音量控制开关等部分构成。

根据助听器的使用范围,分为集体助听器和个体助听器。集体助听器主要用于集体教学、野外教学及电化教学等方面,多设于各级聋儿康复机构和学校以及个别的影视中心等场所。个体助听器依其外观和佩戴位置又分为盒式助听器、耳背式、耳内式、耳道式、完全耳道式、眼镜式、骨导式助听器。其中耳背式、耳内式、耳道式、完全耳道式和眼镜式助听器又称为耳级助听器,耳级助听器较其他类型的助听器更接近生理状态。

依芯片中信号处理技术的不同,分为模拟助听器和数字助听器;从放大原理的角度讲,有线性助听器和非线性助听器之分;根据助听器的最大声输出不同,可将其分成小功率、中功率、大功率及特大功率四类;另外,还有多通道助听器、编程助听器、定制式助听器、双耳助听器、移频助听器、一次性助听器、植入式助听器等。

二、助听器验配的适应证

1. 儿童听力障碍者　确诊后应尽早验配助听器;尽管是轻度听力损伤,也要重视听力补偿,以避免影响到言语的发展,适合助听器验配的听力损失程度为轻度到重度。

2. 成人听力障碍者　尤其是语后聋患者,一经确诊应及时验配助听器,以提高生活质量,适合助听器验配的听力损失程度为中度到重度。

3. 重度以上听力障碍者　在验配助听器效果甚微或无效时可考虑人工耳蜗植入。如手术条件暂时不具备,也应及时选配特大功率的助听器,以保证能够接受声音刺激,提高听觉敏感性。

4. 双耳听力障碍者　原则上需双耳验配助听器,如受条件限制也可单耳验配,但应向患者指出单、双耳验配的优缺点。

5. 单耳验配助听器原则　一般双耳听力损失均 <60dB,选择听力差的一侧验配;双耳听力损失 >60dB,选择听力好的一侧验配;双耳听力损失相差不多,选择听力曲线较平坦的一侧;日常惯用耳优先也是单耳验配时应考虑的因素。

从理论上讲,任何一位听力损失患者均可能成为助听器的使用者,遵循早诊断、早佩戴的原则,宣传助听器验配知识,帮助患者正确建立适当的期望值,得到患者的知情同意,以及验配助听器后能够进行正确的适应性训练,对提高助听器补偿效果是非常重要的。

三、助听器验配的程序

1. **综合听力学评估** 主要内容为询问病史、耳科常规检查、听力测试、耳聋诊断与鉴别诊断。

2. **助听器验配** 包括助听器选择、耳模配制、助听器调试、适应性训练及助听听阈测试等。

3. **效果评估** 通过实施家长和教师满意度问卷、助听听阈测试、林氏6音测试等对助听效果进行评估。

4. **跟踪随访** 包括听觉语言康复指导及听能管理等内容。

5. **助听效果分析** 为了使助听效果评估达到量化，早在20世纪80年代，日本的听力学家、数理博士恩地丰教授和中国聋儿康复研究中心高成华教授把正常人长时间平均会话声谱用于听力障碍者的助听器验配，并以此为依据作为临床助听效果评价标准。随着听力学的发展和助听器验配技术的进步，临床助听效果评价方法不断得到完善。孙喜斌于1993年提出了中国聋儿听觉能力评估标准，同年通过专家鉴定并在聋儿康复系统内试行。在听觉能力评估标准中提出了数量评估法和功能评估法。验配助听器后，对无语言能力的听力障碍儿童采用以啭音、窄带噪声及滤波复合音为测试音的数量评估法。对有一定语言能力的聋儿选择用儿童言语测听系列词表，通过在安静环境中及有背景声的环境中言语识别得分来判断助听效果，用这种评估方法可了解聋儿听觉外周至中枢听觉径路全过程情况，所以把这种评估方法称为听觉功能评估法。目前这两种方法均用于助听器验配临床效果量化评估。

四、助听器选配的注意事项

助听器选配时去正规的医疗机构，对听力做一次全面检查，用电测听等仪器准确地评价出耳聋的程度，如果当地没有相应条件的医疗机构，听力损失程度与助听器功率的选配可按口语试验来估计。

 本章小结

　　听觉障碍别名耳聋，分传导性、感音神经性和混合性耳聋，可通过行为测听法、纯音听阈检查法、听性脑干反应等进行康复评定，在临床康复中常用的治疗方法包括听觉训练、乐音刺激、辨音训练等。

（谢 谨）

 目标测试

A1 型题

1. 听力障碍儿童的言语表现不包括以下哪项
　　A. 言语清晰度改变　　　B. 音量改变　　　　　C. 音调改变
　　D. 构音器官运动障碍　　E. 语言发育迟缓

2. 用来描述人听力水平的名词是

A. 频率   B. 分贝   C. 听阈

D. 言语香蕉   E. 响度

3. 对于听力障碍儿童语言特征的描述,正确的是

A. 音量正常   B. 音量异常,音色正常

C. 音量异常,音调正常   D. 语言发育基本正常

E. 上述各种情况都可能出现异常

4. 中度听力障碍是指听力损失在

A. 26 ~ 40dB   B. 41 ~ 55dB   C. 56 ~ 70dB

D. 71 ~ 90dB   E. 91dB

B1 型题

5 ~ 7 题共用备选答案

A. 平均听阈 26 ~ 40dB   B. 平均听阈 41 ~ 55dB

C. 平均听阈 56 ~ 79dB   D. 平均听阈 71 ~ 90dB

E. 平均听阈 91dB 以上

5. 极重度耳聋是指

6. 轻度聋指的是

7. 重度聋指的是

8 ~ 10 题共用备选答案

A. 条件定向反应测听   B. 电测听   C. 听诱发脑干电位

D. 耳声发射   E. 秒表试验

8. 新生儿听力筛查常用

9. 成人听力检查常用的是

10. 3 岁以下婴幼儿听力检查常用的是

X 型题

11. 下列哪些不属于客观听力检查

A. 纯音听力检查   B. 听力诱发电位   C. 条件定向反应测听

D. 耳声发射   E. 言语测听

第九章 吞咽障碍

学习目标

1. 掌握:吞咽障碍的概念;不同部位吞咽障碍的临床表现;吞咽障碍的鉴别诊断;摄食-吞咽过程的评估;吞咽器官运动训练;感觉促进综合训练;摄食直接训练。
2. 熟悉:正常吞咽的解剖与生理特点;吞咽障碍的分类;仪器检查的种类及优缺点;与吞咽有关的口颜面功能评估;吞咽障碍治疗计划的制订。
3. 了解:吞咽障碍的常见病因;吞咽障碍与言语障碍的关系。

案例

患者,男,65岁,因左侧大脑出血导致吞咽障碍一月余,现鼻饲饮食,饮水试验结果为:分两次以上喝完,有呛咳。

请问:1. 该患者饮水试验分级为几级?

2. 如需要进一步康复,需要完善哪些评定?

第一节 概　述

一、正常吞咽的解剖与生理

吞咽是人类最复杂的行为之一,是食物经咀嚼形成的食团经由口腔、咽和食管,然后入胃的过程,需要口腔、咽、喉、食管等结构共同参与和协调运动才能完成(图9-1);吞咽又是一种复杂的反射活动,必须由特定的刺激才能引起,需要至少6对脑神经的调控。熟练掌握吞咽运动相关解剖及生理的知识是成功处理吞咽障碍的先决条件。

（一）吞咽器官的解剖特点

1. 口腔　口腔前部,以唇为界与外界相通;口腔后部经由腭垂、腭咽弓、腭舌弓与舌根围成的咽峡与咽部相通;上下壁为上下牙列、硬腭、软腭、舌和口底;口腔侧壁为颊。

2. 咽　是呼吸道和消化道的共同通道。顶壁位于颅底,下方与喉、食管分别相接,自上向下分别通入鼻腔、口腔和喉腔,故可分为鼻咽、口咽和喉咽三部分。会厌与舌根间的缝隙为会厌谷。

3. 食管　食管是与咽部相连的管腔,上端与环状软骨后部持平,由食管入口开始,下端

图9-1 吞咽相关解剖标志的矢状图

硬腭
软腭
会厌谷
会厌
杓状会厌襞
梨状隐窝
假声带
真声带
环咽部
食管
舌
下颌骨
舌骨
甲状软骨
环状软骨
气管

位于食管裂口下部,为贲门,与胃部相连。可分为颈部、胸部、腹部三个部分,并有各自狭窄的部分。

4. 喉　喉既是呼吸通道,又是发音器官。吞咽食物时,舌根向后方压迫会厌向下封闭喉口,使食团进入咽,避免食物在吞咽时进入呼吸道而引发呛咳。

(二)正常的吞咽过程分期与特点

正常人的吞咽运动可分为五个阶段:口腔前期、口腔准备期、口腔期、咽期和食管期(图9-2)。

1. 口腔前期　口腔前期是患者通过视觉和嗅觉感知食物,用餐具或手将食物送至口的过程(图9-2A)。

2. 口腔准备期　口腔准备期是食物进入口腔并在口腔内咀嚼形成食团的过程(图9-2B)。

口腔准备期的生理特点:充分张口,食物进入口腔之后,口唇闭合,舌感知食物,包括食物的味道、温度和质地,利用上下牙列进行咀嚼,食物与唾液充分混合后,最终形成食团。

这一时期是可以随意控制的,在任何时候都可以停止。食物进入口腔后,咽与喉处于静止状态,呼吸道开放且可以自由呼吸。

3. 口腔期　口腔期是预备好的食团经口腔向咽运送的过程(图9-2C)。

口腔期生理特点:从食团被舌根推过腭咽之后,舌根上抬与硬腭接触面扩大的同时向后挤压食团进入咽部;与此同时软腭开始提升与咽后壁相接,关闭鼻咽与口咽的间隙,形成鼻咽腔闭锁。

4. 咽期　咽期是食团通过吞咽反射由咽部向食管运送的过程(图9-2D)。

咽期的生理特点:软腭上抬和后缩完全闭锁鼻咽腔,阻止食物进入鼻腔;舌根下降和后缩与咽后壁接触,关闭口咽腔,防止食物反流进入口中;舌根向后方压迫会厌向下封闭喉口,喉随咽上提且稍向前移使环咽肌开放,食管入口开放;咽缩肌规律地由上至下收缩,推动食团向下移动。此期间是吞咽的最关键时期,必须有完好的喉保护机制,以防食物进入呼吸道。

5. 食管期　食管期是指食团通过食管进入胃的过程(图9-2E)。

图9-2　从口腔准备期到食管期的解剖划分

食管期的生理特点：此期从环咽肌开放开始，由食管肌肉产生顺序收缩实现推动食团向下运动，食管下段括约肌放松，食团进入胃。

（三）与吞咽有关的神经支配

与吞咽有关的神经支配见表9-1。

表9-1　与吞咽有关的神经支配

吞咽过程	支配神经	功能及作用
口腔期	三叉神经	1. 传导咀嚼肌的本体感觉
		2. 传导同侧面部皮肤及口腔、鼻腔和舌前2/3黏膜的感觉
		3. 支配咀嚼肌的运动
	面神经	1. 支配面肌的运动
		2. 控制泪腺、下颌下腺、舌下腺及鼻、腭的黏膜腺的分泌
		3. 舌前2/3黏膜的味蕾
		4. 传导耳部皮肤的躯体感觉和表情肌的本体感觉
	舌下神经	舌肌的活动
咽期	舌咽神经	1. 舌后1/3的味蕾
		2. 舌后1/3、软腭、咽门和咽上部的感觉
		3. 支配茎突咽肌的运动
		4. 控制腮腺的分泌
	迷走神经	1. 咽、喉、食管处的感觉
		2. 支配茎突咽肌的运动
		3. 支配软腭、咽及喉部横纹肌的运动
	副神经	1. 与迷走神经构成喉返神经，支配声带活动
		2. 支配胸锁乳突肌和斜方肌的运动
食管期	迷走神经	支配食管上端横纹肌的活动
	交感神经	支配食管下端横纹肌的活动

二、吞咽障碍的定义

吞咽障碍是指口腔、咽、食管等吞咽器官发生病变时，患者的饮食出现障碍或不便而引起的症状。在临床上，因病变发生的部位、性质和程度不同而引起的吞咽障碍的症状也有很大的差别。

三、吞咽障碍的分类

吞咽障碍的分类方法常见有两种，一种按有无解剖结构异常分为功能性吞咽障碍和器质性吞咽障碍；一种按解剖部位的不同分为口咽部吞咽障碍和食管部吞咽障碍。

四、吞咽障碍的常见病因

引起吞咽障碍尤其是功能性吞咽障碍的常见病因有：①神经系统疾病：如卒中、痴呆、帕金森病、脑神经或延髓麻痹、吉兰-巴雷综合征等；②肌肉病变：如重症肌无力、多发性肌炎、硬皮病、肌萎缩侧索硬化症（ALS）、颈部肌张力障碍等；③食管动力性病变：如胃食管反流病、贲门失弛缓症、弥散性食管痉挛、环咽肌失弛缓症、食管憩室、机械性梗阻等；④心理因素：如癔症。下面重点介绍脑卒中和神经肌肉病变。

1. 脑卒中 吞咽障碍是脑卒中常见且严重的并发症，急性期患者40%可检查出吞咽障碍，慢性期为16%；吞咽障碍会导致患者出现吸入性肺炎、营养不良、脱水等并发症，严重者会导致死亡。根据病变部位可分为大脑半球病变和脑干病变。

在大脑半球病变中，一侧病变所导致的吞咽障碍可在数周内恢复正常；如果两侧病变所导致的吞咽障碍则称为假性延髓麻痹，主要表现在口腔准备期和口腔期障碍，但吞咽反射还是存在的。脑干病变所导致的吞咽障碍则称为真性延髓麻痹，主要表现在咽期，吞咽反射减弱或消失，这些患者误吸比较明显，治疗效果较差。假性延髓麻痹与真性延髓麻痹的鉴别诊断见表9-2。

表9-2 真性延髓麻痹与假性延髓麻痹导致吞咽障碍的鉴别

项目	区别	
	真性延髓麻痹	假性延髓麻痹
损伤部位	下运动神经元损害	双侧上运动神经元损害
精神状态	不影响精神状态	影响精神状态
咽反射	咽反射减弱或消失	咽反射存在
智能	正常	可有障碍
情绪	情绪易变罕见	情绪易变常见
有无病理反射	一般无病理反射	病理反射
影响阶段	咽期	口腔期

2. 神经、肌肉疾病

（1）弛缓性肌力低下：主要的疾病是肌萎缩侧索硬化症、延髓空洞等神经性疾病。吞咽运动有关的肌肉中，除舌肌、软腭等口腔肌肉外，咽缩肌、食管入口处括约肌（环咽肌）、喉闭锁肌的麻痹、弛缓会发生问题。咽缩肌和喉闭锁肌的障碍尤其容易引起误咽，导致呼吸器官感染。可以通过半流质饮食缓解口腔期的障碍。

（2）运动过多，异常紧张：主要的疾病是亨廷顿病、张力障碍等神经变性疾病、肌强制性营养不良等肌病、硬化病等引发软组织病变的疾病等。

（3）帕金森病：帕金森病是一种进行性变性疾病，肌肉硬缩、震颤、动作缓慢是其三大特征。口腔准备期、口腔期、咽期均受到影响。早期很少发现，随着病情的发展，误吸的概率也随之增加。对吞咽的影响表现为：舌肌和咀嚼肌运动受阻，食团形成和移送情况不良，会并发脱水和低营养；环咽肌通过障碍和咽部通过延长。

五、吞咽障碍的临床表现

1. 口咽部吞咽障碍 又称高位吞咽障碍。发生时间一般为吞咽前或吞咽时，患者表现出在吞咽时动作缓慢且费劲,尤其是吞液体食物时常发生呛咳,常伴有流涎、吞咽后食物停滞或黏附在咽喉处。

2、食管期吞咽障碍 又称地位吞咽障碍。发生时间一般为吞咽后数秒钟内,患者表现出进食后胸骨后阻塞感,尤其是固体或较硬食物,常伴有咳嗽、鼻反流等症状。

六、吞咽障碍的不良后果

1. 误吸 误吸指吞咽之后吸气时将残留在咽部的食物带入气道。在大部分正常人会偶尔发生误吸,可通过咳嗽反射将其排出。吞咽障碍患者由于吞咽生理机制受损,误吸发作频繁严重者可导致肺部感染。误吸性肺炎就是由于误吸及胃内容物反流所致至肺部或气管,严重者可致命。

2. 营养不良 由进食恐惧、进食困难、消化不良引起。由于维持健康的能量减少,患者的生活质量和康复进程将会受到影响。

3. 脱水 由于误吸的频繁发生,患者对进食产生恐惧感,减少进食量,尤其是水分的摄入量减少导致脱水;反之,脱水也会影响吞咽功能,如唾液等消化液的分泌减少。

第二节 吞咽障碍的康复评定

一、临床吞咽检查

(一) 临床检查法

吞咽障碍的临床检查法(CED,表9-3)包括:主诉、既往史、临床观察、临床检查。主要目的:确定吞咽障碍是否存在,提供吞咽障碍相关的解剖和神经学依据,了解患者的营养状况,确定患者有关误吸的危险因素,为进一步检查和治疗提供依据。

表9-3 吞咽障碍的临床检查法(CED)

项目	检查内容
主诉	吞咽困难的持续时间
	吞咽困难的频度
	间断与连续的吞咽困难
	加重与缓解因素:固体、半固体和流质;热冷的影响
	症状:梗阻感;口与咽喉疼痛;鼻腔反流;口腔气味;吞咽时伴哽噎和咳嗽;既往肺炎史;其他呼吸系统症状(慢性咳嗽、呼吸短促、哮喘);胃食管反流(烧心感);胸痛
	继发症状:体重减轻;饮食习惯改变;食欲改变;味觉变化;口腔干燥或唾液黏稠;言语和嗓音异常;睡眠不好
既往史	一般状况
	家族史
	以前的吞咽检查
	神经学状况

项目	检查内容
既往史	肺部情况
	外科情况
	X-线检查
	精神/心理病史
	目前的治疗
	服药情况:现在和既往服药情况;处方药;非处方药
临床观察	胃管
	气管切开术(管的种类)
	营养/脱水情况
	流涎
	精神状态:注意力;定向;接受/表达语言;视知觉-运动功能;记忆障碍
临床检查	言语功能(嗓音、共鸣、发音)
	体重
	吞咽肌和结构:面部表情肌;咀嚼肌;病理反射;口腔黏膜;牙齿;腭咽肌;舌;感觉;喉内肌;喉外肌;吞咽测试

(二) 筛查

主要检查目的是找出吞咽障碍的高危人群,确定是否需要作进一步诊断性的检查。

1. **反复唾液吞咽测试(RSST)** 本评估法是一种评定吞咽反射能否诱导吞咽功能的方法。

测试方法:被检查者原则上应采用坐姿,卧床时采取放松体位。检查者将手指放在患者的喉结及舌骨处,让其尽量快速反复吞咽,喉结和舌骨随着吞咽运动越过手指,向前上方移动再复位,确认这种上下运动,下降时刻即为吞咽完成时刻。观察在30秒内患者吞咽的次数和动度。当被检查者口腔干燥无法吞咽时,可在舌面上注入约1ml水后再让其吞咽。对于患者因意识障碍或认知障碍不能听从指令的,反复唾液吞咽试验执行起来有一定的困难,这时可在口腔和咽部做冷按摩,观察吞咽的情况和吞咽启动所需要的时间。

结果判断:30秒内吞咽次数少于3次,或喉上抬的幅度小于2cm为异常。

2. **饮水试验** 本评估方法主要通过饮水来筛查患者有无吞咽障碍及其程度,同时还能作为能否进行吞咽造影检查的筛选标准。

测试方法:让患者像平常一样喝下30ml水,然后观察和记录饮水时间、有无呛咳、饮水状况等,并记录患者是否会出现下列情况(表9-4),如啜饮、含饮、水从嘴唇流出、边吃边要勉强接着喝、小心翼翼地喝等。

(三) 与吞咽有关的口颜面功能评估

1. **直视观察** 观察唇结构及黏膜有无破损,两颊黏膜有无破损,唇沟和颊沟是否正常,硬腭(高度和宽度)的结构,软腭和悬雍垂的体积,腭、舌咽弓的完整性,舌的外形及表面是否干燥、结痂,牙齿及口腔分泌物状况等。

表9-4 饮水试验结果分级及判断标准

分级	判断
Ⅰ级:可一次喝完,无噎呛	正常:Ⅰ级,在5秒内完成
Ⅱ级:分两次以上喝完,无噎呛	可疑:Ⅰ级,在5秒以上完成;Ⅱ级
Ⅲ级:能一次喝完,但有噎呛	异常:Ⅲ、Ⅳ、Ⅴ级
Ⅳ级:分两次以上喝完,有噎呛	
Ⅴ级:常常呛住,难以全部喝完	

2. 唇、颊部的运动 静止状态唇部的位置,有无流涎,露齿时口角收缩的运动、闭唇鼓腮、交替重复发"u"和"i"音,观察会话时唇的动作。

3. 颌的运动 静止状态下颌的位置,言语和咀嚼时颌的位置,是否能抗阻力运动。

4. 舌的运动 静止状态下舌的位置,伸舌运动、舌抬高运动、舌向双侧运动、舌的交替运动、言语时舌的运动及抗阻运动。舌的敏感程度,是否过度敏感及感觉消失。

5. 软腭的运动 发"a"音观察软腭的抬升、言语时是否有鼻腔漏气;软腭抬升差的患者刺激腭弓是否有上抬或者是否有呕吐反射出现。

6. 喉的运动及功能

(1)音质/音量的变化:嘱患者发"a"音,听发音的变化。如声音沙哑且音量低沉,声带闭合差,在吞咽时呼吸道保护欠佳,容易造成误吸。

(2)发音控制/范围:与患者谈话,观察其音调、节奏等变化。如声音震颤,节奏失控,为喉部肌群协调欠佳,吞咽的协调性会受到影响。

(3)刻意的咳嗽/喉部的清理:嘱患者作咳嗽,观察其咳嗽力量变化。如咳嗽力量减弱,则喉部清除分泌物、残留食物的能力也会减弱。

(4)吞唾液:观察患者有无流涎情况,询问家属患者是否经常"被口水呛到",如果有,估计处理唾液能力下降,容易产生误吸。

(5)喉上抬:观察空吞咽时喉上抬的运动。检查方法是:治疗师将手放于患者下颏下方,手指张开,示指轻放于下颌骨下方的前部,中指放在舌骨,环指放于甲状软骨的上缘,小指放于甲状软骨下缘,嘱患者吞咽时,环指的甲状软骨上缘能否接触到中指来判断上抬的能力。正常吞咽时,甲状软骨能碰及中指(2cm)。

(四) 摄食-吞咽过程的评估

观察时使用的食物有:①流质,如水、清汤、茶等;②半流质,如稀粥、麦片饮料、加入加稠剂的水等;③糊状食物,如米糊、浓粥、芝麻糊等,平滑而柔软,最容易吃;④半固体,如烂饭,需要中等咀嚼能力;⑤固体,如正常的米饭、面包等,需要较好的咀嚼力。开始时使用糊状食物,逐步使用流质、半流质,然后过渡到半固体、固体。数量开始为1/4茶匙,约2.5ml,再逐步增至半茶匙(约5ml)、一茶匙(约10ml),最后至一匙半(15ml),进食液体的顺序为从使用匙、杯到使用吸管。整个评估时间约20~30分钟。从下列几个方面进行评估。

1. 是否对食物认识障碍 给患者看食物,观察其有无反应。将食物触及其口唇,观察是否张口或有张口的意图。意识障碍的患者常有这方面的困难。

2. 是否入口障碍 三叉神经受损患者舌骨肌、二腹肌失支配致张口困难、食物不能送入口中。鼻腔反流是腭咽功能不全或无力的伴随症状。面神经受损时口轮匝肌失支配,不能闭唇,食物往口腔外流。

3. 进食所需时间及吞咽时间 正常的吞咽包括了一些要求肌肉精确控制的复杂运动程序,这些运动快速产生,仅需要2~3秒把食物或液体从口腔送到胃中,吞咽困难时吞咽时间延长。

4. 送入咽部障碍 主要表现为流涎、食物在患侧面颊堆积或嵌塞于硬腭、舌搅拌运动减弱或失调致使食物运送至咽部困难或不能。

5. 经咽部至食管障碍 主要表现为哽噎和呛咳,特别是试图吞咽时尤为明显。其他症状包括鼻腔反流、误吸、气喘、每口食物需要吞咽数次、吞咽反射启动延迟、咽喉感觉减退或丧失、食物残留在梨状窝、声音嘶哑或"湿音"、构音障碍、呕吐反射减退或消失、痰增多。声音嘶哑、"湿音"常提示误吸的可能性。

6. 与吞咽有关的其他功能

(1)进食的姿势:当患者不能对称地坐直时,常躯干前屈,不得不向后伸颈,颈前部肌肉被牵拉,舌头与咽喉的运动就更为困难。偏瘫患者躯干和头屈向偏瘫侧,难以将食物置于口腔中,在口腔内控制食物更几乎不可能。因此,应评价用哪种姿势进食较容易,使误吸症状减轻或消失。

(2)呼吸状况:呼吸和吞咽是维持生命的主要功能,但是呼吸和吞咽两者之间有着密不可分的联系。正常吞咽需要暂停呼吸一瞬间,让食物通过咽部;咀嚼时,用鼻呼吸。如果患者在进食过程中呼吸急速,咀嚼时用口呼吸或吞咽瞬间呼吸,均容易引起误吸。主要观察呼吸节律、用口呼吸还是用鼻呼吸、咀嚼和吞咽时呼吸的情况等。

7. 吞咽失用的检查 吞咽失用的主要表现为:没有给患者任何有关进食和吞咽的语言提示,给予患者盛着食物的碗筷,患者能正常拿起进食,无哽噎、无呛咳,但给予患者口头指示进食吞咽时,患者意识到需要吞咽的动作,却无法启动,无法完成整个进食过程。有些患者,给予其食物,会自行拿勺子舀食物张口送入口中,但不会闭唇、咀嚼,或舌头不会搅拌运送食物,不能启动吞咽,而无意识或检查中,可观察到患者唇舌各种运动功能都正常。吞咽失用可能与认知功能有关。

通过完善以上各项检查,可对患者"摄食-吞咽障碍等级"进行评定(表9-5),并把总体评定结果记录下来,检查者可获得第一手资料。

表9-5 摄食-吞咽功能等级评定

等级	表现	相关训练项目
Ⅰ. 重度	无法经口腔进食,完全辅助进食	1. 吞咽困难或无法进行,不适合吞咽训练
		2. 误吸严重,吞咽困难或无法进行,只适合基础性训练
		3. 条件具备时误吸减少,可进行摄食训练
Ⅱ. 中度	经口腔和辅助混合进食	1. 可以少量、乐趣性地进食
		2. 一部分(1~2餐)营养摄取可经口腔进行
		3. 三餐均可经口腔摄食营养
Ⅲ. 轻度	完全口腔进食,需辅以代偿和适应等方法	1. 三餐均可经口腔摄取吞咽食品
		2. 除特别难吞咽的食物外,三餐均可经口腔摄取
		3. 可以吞咽普通食物,但需要临床观察和指导
Ⅳ. 正常	完全口腔进食,无须代偿和适应等方法	摄食-吞咽能力正常

二、吞咽器械检查

目前吞咽障碍辅助检查有影像学检查与非影像学检查,影像学检查包括:电视荧光放射吞咽功能检查(吞咽造影检查)、电视内镜吞咽功能检查、超声检查、放射性核素扫描检查。非影像学检查包括:测压检查、肌电图检查、脉冲血氧定量法等。每一种检查程序都可以提供有关吞咽的部分信息,包括口咽腔的解剖结构、吞咽生理功能或患者吞咽的食物性质等。因此,治疗师要熟悉每一项检查方法能提供的吞咽相关信息,并了解每种检查的优缺点。在临床应用上,医生和吞咽治疗师要根据患者病情需要做相对应的检查。下面重点介绍电视荧光放射吞咽功能检查。

此方法是目前公认最全面、可靠、有价值的吞咽功能检查方法,被认为是吞咽障碍检查的"理想方法"和诊断的"金标准"。是在放射科医师和语言治疗师的共同指导下,在 X 线透视下观察患者吞咽不同黏稠度的由造影剂调制的食团的情况。这种检查方法不仅能对整个吞咽过程进行详细的评估和分析,发现吞咽障碍的结构性或功能性异常的病因及其部位、程度和代偿情况、有无误吸或误咽等,还可以指导患者在不同姿势下进食,以观察何种姿势更适合患者。当患者出现吞咽障碍,则给予辅助手段或指导患者使用合适的代偿性手段以帮助其完成吞咽。它对研究吞咽障碍的机制和原因具有重要价值,是临床诊断所必需,并可为选择有效治疗措施和观察治疗效果提供依据(图 9-3)。

图 9-3 吞咽 X 线荧光透视
A. 吞咽 X 线荧光透视正位像 B. 吞咽 X 线荧光透视正位像图示

1. 准备工作

(1)检查设备：一般用带有录像功能的X线机,它可记录吞咽从口腔准备期到食物进入胃的动态变化情况。

(2)所需材料

1)造影剂：一般为20%或76%泛影葡胺溶液或钡剂,米粉。造影检查时,将泛影葡胺与米粉混合,调制成不同黏滞度的造影食物备用。

2)其他物品：水、杯、匙羹、吸管、量杯、压舌板、吸痰器等。

2. 检查程序

(1)检查前：①清洁口腔、排痰、适当的口腔内按摩、颈部旋转运动、发声、空吞咽等吞咽准备运动；特殊情况外,最好把鼻饲管拔去进行检查。因为鼻饲管会影响食物运送速度,影响观察。②调制造影食物备用。③将患者置于X线机床上,摆放适当体位。标准的操作是患者在直立位上进行,不能站立的患者,需要固定带固定。

(2)检查时：①进食显影食物：每口的食物量一般由1ml起,逐渐加量,原则上先液体,后糊状和固体,从一匙开始,如无问题逐渐加量。②观察并录像：一般选择正位和侧位观察,其中左前或右前30°直立侧位,颈部较短者此位可更清晰地观察造影剂通过环咽肌时的开放情况。观察不同性状食物是否产生异常症状,发现障碍后,用哪种补偿方法有效。补偿方法包括调节体位、改变食物性态、清除残留物等。

3. 主要观察的信息

(1)正位像：主要观察会厌谷和单侧或双侧梨状窝是否有残留,以及辨别咽壁和声带功能是否不对称。

(2)侧位像：主要确定吞咽各期的器官结构与生理异常的变化。包括咀嚼食物、舌头搅拌和运送食物的情况、食物通过口腔的时间、舌骨和甲状软骨上抬的幅度、腭咽和喉部关闭情况、时序性、协调性、肌肉收缩力、会厌放置、环咽肌开放情况、食物通过咽腔的时间和食管蠕动运送食团的情况等。还要观察是否存在食物滞留、残留、反流、溢出、渗漏、误吸等异常情况。

4. 常见异常表现

(1)滞留：吞咽前造影剂在会厌谷或梨状窝内积聚,数次吞咽后能及时排出,称为滞留。

(2)残留：吞咽后造影剂仍留在会厌谷或梨状窝,多次吞咽后不能及时排出,称为残留。

(3)反流：造影剂从下咽腔向上反流入鼻咽腔和(或)口咽腔,称为反流。

(4)溢出：在会厌谷或梨状窝的造影剂积聚超过其容积而溢出来,称为溢出,通常情况下会溢入喉前庭。

(5)渗漏：造影剂流向鼻咽腔、喉前庭、气管等处称为渗漏。

(6)误吸：造影剂进入气管、支气管及肺泡内。通常以声门为界,未通过声门仍在喉前庭者属于渗漏。

第三节 吞咽障碍的康复治疗

一、康复治疗计划的制订

(一)治疗计划制订的原则

1. 安全问题 这是训练计划实施的最基本问题,是和呼吸道保护密切联系的。当患者因误吸导致呼吸道感染危险增加或因吞咽固体食物导致呼吸道梗塞时,有关的评估和治疗将不再安全。

2. 个体化问题和目标的制订　每个患者吞咽障碍的侧重点不同,针对不同的患者,治疗的方案也应该个体化。应在充分了解患者目前的状况及影响因素的基础上为患者制订应达到的短期目标和长期目标。

3. 临床适应证　任何疾病引起的吞咽障碍都要通过相应的评估方法了解患者是否存在吞咽障碍和吞咽障碍的程度。

4. 预期的风险与益处　在制定治疗方案中,需要清楚各项治疗的风险与益处,并权衡利弊。如声门上吞咽训练对改善吞咽功能有良好的效果,但此法可能产生咽鼓管充气效应,可能导致心脏性猝死、心律失常,对有冠心病的脑卒中等神经损伤患者应禁做此训练。

5. 进食状况　患者是否能够经口进食,食物的性状要求,进食的心理等因素在治疗计划的制订中应适当考虑。

6. 功能性结局　在决定患者是否开始某些治疗方案时,需先确定患者可能达到的功能性结局。

二、康复治疗方法

(一) 吞咽器官运动训练

1. 呼吸训练　正常吞咽时,呼吸停止;而吞咽障碍患者在吞咽时有时会吸气,引起误吸。呼吸训练的目的是:提高呼吸控制能力;学会随意地咳嗽,及时排出误吸气道的食物;强化声门闭锁。

(1)缩口呼吸:用鼻吸气,缩拢唇呼气(或缩拢唇发"u"音),呼气控制越长越好。此方法可调节呼吸节奏、延长呼气时间,使呼气平稳。

(2)腹式呼吸:患者屈膝卧位,治疗师将手放在患者的上腹部,让患者用鼻吸气,以口呼气,并在呼气结束时在上腹部稍加压力,让患者以此状态吸气。单独练习时,可在患者上腹部放 1kg 的沙袋,体会吸气时腹部膨胀,呼气时腹部凹陷的感觉。卧位腹式呼吸熟练掌握后,可转为坐位练习,最后将腹式呼吸转换为咳嗽动作。强化咳嗽力量的练习,有利于去除残留在咽部的食物。

(3)强化声门闭锁:患者坐在椅子上,双手支撑椅面做推压运动和屏气,此时胸廓固定、声门紧闭。然后,嘱突然松手,声门打开、呼气发声。此运动不仅可以训练声门的闭锁功能、强化软腭的肌力,而且有助于除去残留在咽部的食物。

2. 口颜面肌群的运动训练

(1)下颌的运动训练

1)下颌开合:把口张开至最大,维持 5 秒,然后放松,重复做 5 次。

2)下颌向左/右移动:把下颌移至左/右侧,维持 5 秒,然后放松;或做夸张的咀嚼动作,重复做 5 次。

3)张开口说"呀",动作尽量夸张,然后迅速合上,重复做 10 次。

4)下颌肌痉挛的训练方法:牵张方法,小心将软硬适中的物体插入患者切齿间令其咬住,渐渐牵张下颌关节使其张口,持续数分钟至数十分钟不等。轻柔地按摩咬肌,可降低肌紧张。

(2)唇的运动训练:目的是加强唇的运动控制、协调和力量,从而提高吞咽能力。

1）闭唇:闭紧双唇,维持 5 秒,放松,重复做 5 次。或发"衣"、"乌"音,维持 5 秒,放松,重复 5 次。

2）发"衣"声,随即发"乌"声,然后放松,快速重复 5～10 次。

3）重复说"爸"或"妈"音,重复 10 次。

4）抗阻练习:双唇含着压舌板,或压舌板放嘴唇左/右面,用力闭紧,拉出对抗嘴唇咬合力,维持 5 秒,放松,重复做 5 次。

5）吹气练习:吹气、吹肥皂泡、吹哨子、吹蜡烛等。

6）唇肌张力低下时的训练方法:用手指围绕嘴唇轻轻叩击;用冰块迅速敲击唇部 3 次;用压舌板刺激上唇中央;令患者在抗阻力下紧闭嘴唇。

（3）舌的运动训练

1）伸、缩舌:把舌头尽量伸出口外,维持 5 秒,然后缩回,放松,重复做 5 次。把舌头尽量贴近硬腭向后缩向口腔内,维持 5 秒,然后放松,重复做 5 次。再进一步用压舌板做抗阻练习。

2）向左、向右伸舌:舌尖伸向左唇角,维持 5 秒,放松,再转向右唇角,维持 5 秒,放松,重复 5 次。再进一步用压舌板做抗阻练习。

3）舌面、舌根抬高:重复说"da"、"ga"、"la"音,各 5 次。

4）环绕动作:用舌尖舔唇一周,重复做 5 次;用舌尖舔两腮内侧及两侧牙龈,重复做5 次。

5）抗阻训练:伸舌抗阻训练:伸出舌头,用压舌板压向舌尖,与舌尖抗力,维持 5 秒,重复5～10 次;两侧抗阻训练:把舌尖伸向左、右唇角,与压舌板抗力,维持 5 秒,然后放松,重复5～10 次。

6）患者若不能主动完成上述动作,在训练刚开始时可使用吸舌器,辅助完成（图 9-4）。

图 9-4 吸舌器

3. 腭咽闭合的训练

1）让患者口含着一根吸管（另一端封闭）做吸吮动作,感觉腭弓有上提运动为佳。

2）两手在胸前交叉用力推压,同时发"ka"或"a"音。或按住墙壁或桌子同时发声,感觉腭弓有上提运动。

3)寒冷刺激:用冰棉棒刺激腭咽弓,同时发"a"音,每次 20～30 分钟,然后做一次空吞咽,这样可使咽期吞咽快速启动,如引出呕吐反射,则应停止。此训练可起到以下作用:提高对食物知觉的敏感度;减少口腔过多的唾液分泌;通过刺激,给予脑皮质和脑干一个警戒性的感知刺激,提高对进食吞咽的注意力。

(二)感觉促进综合训练

患者开始吞咽之前给予各种感觉刺激,使其能够触发吞咽,称感觉促进法。对于吞咽失用、口腔期吞咽延迟起始、食物感觉失认、口腔感觉降低或咽部期吞咽延迟启动的患者,通常采用在进食吞咽前增加口腔感觉训练,其方法包括:

1. **压觉刺激** 进食时用汤匙将食物送入口中,放在舌后部,同时增加汤匙下压舌部的力量。

2. **味觉刺激** 给患者强烈酸甜苦辣或有较强烈味道的食物,给舌以味觉刺激。

3. **冰刺激** 吞咽反射延迟或消失是吞咽障碍患者常见的症状,冰刺激可有效地提高软腭和咽部的敏感度,使吞咽反射容易发生。方法:用冰棉签(用水浸湿棉签后,放在冰箱冷冻室备用)轻触患者软腭、腭弓、咽后壁及舌后部,慢慢移动棉签,左右交替;并让患者做一次空吞咽动作,促进吞咽反射启动;训练时棉签应大范围(上下、前后)、长时间地接触需刺激的部位;每次治疗时间 20～30 分钟。

(三)摄食直接训练

1. **体位及姿势**

体位的选择:良好的适应患者的进食体位有利于食团向舌根运送,还可以减少向鼻腔逆流及误吸的危险。

1)基本原则:最好定时、定量,能坐着不要躺着,能在餐桌上不在床边,不能坐位的患者至少取躯干 30°仰卧位,头部前屈,喂食者位于健侧。

2)姿势的选择:改变进食的姿势可改善或消除吞咽误吸症状。①头颈部旋转:适用于单侧咽部麻痹患者。方法:头颈部向患侧旋转,此法能关闭该侧梨状窝,使食物移向健侧,也是关闭气道最有效的方法。②侧方吞咽:适用于一侧舌肌和咽肌麻痹患者。方法:头部向健侧侧倾吞咽,此法使食团由于重力的作用移向健侧,同时患侧梨状窝变窄能挤出残留物,对侧梨状窝变浅,咽部产生高效的蠕动式运动。③低头吞咽:适用于咽期吞咽启动迟缓患者。方法:颈部尽量前屈姿势吞咽。此法可使会厌、咽后壁后移,收窄气管入口,使食团后移避免入喉,有利于保护气道。④从仰头到点头吞咽:适用于舌根部后退、运动不足患者。作用:颈部后伸时会厌谷变狭小,残留食物可被挤出;接着颈部前屈,形似点头同时做空吞咽动作,可改善舌运动能力不足以及会厌谷残留。⑤头部后仰:适用于食团口内运送慢者。方法:头部后仰并吞咽,训练时要指导患者将食物咀嚼成食团后即刻头部后仰并吞咽,此法能使食团因重力原因向后到达舌根。⑥空吞咽与交互吞咽:适用于咽收缩无力患者。方法:进食后空吞咽或饮少量的水(1～2ml),此法既能诱发吞咽反射,又能除去咽部残留物。

2. **食物的性状和黏稠度** 根据吞咽障碍的程度及阶段,本着先易后难来选择,一般首选糊状食物,因为它能较满意地刺激触、压觉和唾液分泌,使吞咽变得容易。

3. **食团在口中的位置** 最佳位置是健侧舌后部或健侧颊部。

4. **一口量及进食速度** 根据患者情况选用适当的速度和一口量,一般先以少量(流质 1～4ml)试之,然后酌情增加。吞咽时可结合声门上吞咽法,吞咽后紧接着咳嗽以清除残留在咽喉部的食物残留,减少误吸危险。

5. 进食时提醒　用语言、手势、身体姿势、文字示意等方法提醒患者吞咽,帮助患者减少误吸的危险。

（四）电刺激治疗

电刺激治疗作为吞咽障碍治疗的重要手段已广泛应用,目前临床上主要是应用神经肌肉低频电刺激治疗,如条件允许可应用肌电生物反馈技术治疗。

1. 低频电刺激治疗　频率小于1000Hz的电刺激,称为低频电刺激。目前临床上最常用的是Vital Stim电刺激治疗仪,是属于神经肌肉电刺激疗法,主要作用是强化肌力,帮助喉提升,增加咽肌收缩的力量和速度,增加感觉反馈和时序性。目前国内许多大医院已广泛使用。

2. 适应证　各种原因所致的神经性吞咽障碍患者是该治疗的首选,其次为头颈部肿瘤术后,面、颈部肌肉功能障碍者。

3. 治疗参数　Vital Stim治疗参数已设定:双向方波,波宽700毫秒,输出强度0~15mA,频率30~80Hz可调,治疗师根据患者的感觉调节输出强度;根据患者功能障碍的部位有四种电极放置方式;每次治疗时间30~60分钟,每日1次,每周5次(图9-5)。

图9-5　Vital Stim电刺激治疗仪

（五）针灸治疗

中医理论认为脑卒中的病机为气血亏虚,心肝肾三脏阴阳失调,加之忧思恼怒,起居失宜,以致脏腑功能失常,气机逆乱,气血上逆,夹痰夹火,流窜经络,蒙蔽清窍。

1. 针刺取穴　天突、廉泉、丰隆。

操作:天突穴在胸骨上窝正中直刺,后转向下方,沿胸骨后缘气管前缘向下进针,捻转泻法,使针感沿任脉下行至上腹部;廉泉穴向舌根斜刺;丰隆穴施提插捻转强刺激,使针感上行至下腹部。

2. 耳穴贴压取穴　神门、交感、皮质下、食管、贲门。

操作:取上述耳穴,每次贴压1耳,隔日1换,每日施行1次,10次为1疗程。

本章小结

　　正常吞咽过程分为五期。临床上神经肌肉疾病尤其是脑血管疾病导致的吞咽障碍最为常见。对可能存在吞咽障碍的患者要仔细筛查,进行包括与吞咽有关的口颜面功能评估、摄食-吞咽过程评估和仪器评估,评估患者是否存在吞咽障碍、吞咽障碍的程度及存在障碍的部位,并依此制订治疗计划。对吞咽障碍的患者进行康复训练时一定要注意患者的情况是否允许,要在安全的情况下开展必要的、有计划的功能训练、综合训练和摄食直接训练,使患者逐步提高吞咽能力。

（方林梅）

 目标测试

A1 型题

1. 在摄食直接训练中,不能坐位的患者至少取躯干(　　)仰卧位
　　A. 20°　　　　　　　　　B. 30°　　　　　　　　　C. 40°
　　D. 50°　　　　　　　　　E. 60°

2. 哪项检查被认为是吞咽障碍检查的"理想方法"和诊断的"金标准"
　　A. 电视荧光放射吞咽功能检查　　　B. 电视内镜吞咽功能检查
　　C. 超声检查　　　　　　　　　　　D. 放射性核素扫描检查
　　E. 表面肌电图

3. 侧方吞咽适用于什么情况的患者
　　A. 食团口内运送慢者　　　　　　　B. 舌根部后推运动不足患者
　　C. 咽期吞咽启动迟缓患者　　　　　D. 侧舌肌和咽肌麻痹患者
　　E. 咽收缩无力患者

A2 型题

在摄食-吞咽功能等级评定中,根据下列相关的表现,选出相对应的等级评定

A. 重度　　　　　B. 中度　　　　　C. 轻度　　　　　D. 正常

4. 完全口腔进食,需辅以代偿和适应等方法

5. 无法经口腔进食,完全辅助进食

6. 完全口腔进食,无须代偿和适应等方法

7. 经口腔和辅助混合进食

A3 型题

8. 下列饮水试验的结果,哪些属于存在吞咽障碍或怀疑有吞咽障碍的情况
　　A. 可 5 秒内一次喝完 30ml 水,无呛咳
　　B. 分两次以上喝完 30ml 水,无呛咳
　　C. 能一次喝完 30ml 水,但有呛咳
　　D. 分两次以上喝完 30ml 水,有呛咳
　　E. 常常呛住,难以全部喝完 30ml 水

名词解释

1. 吞咽障碍
2. 饮水实验
3. 延髓麻痹
4. 点头吞咽

简答题

1. 简述正常人的吞咽过程及其分期。
2. 简述真性延髓麻痹和假性延髓麻痹的鉴别诊断。
3. 不同部位吞咽障碍的临床表现有哪些?
4. 摄食-吞咽评估的内容有哪些?

第十章　辅助沟通系统

案例

男性,62岁,右手利,大学学历。2005年10月25日夜上厕所时摔倒,出现右上、下肢体无力,逐渐不能说话。10月26日CT示"左额、颞叶大面积低密度影"。治疗2周病情稳定后,转入康复科。言语功能检查:自发言语为非流畅性,表现为刻板语,任何话均以"人啊、人啊……"回答。口语理解严重障碍,仅可以理解个别单词和简单手势。命名、复述、出声读、阅读理解和书写完全不能,不会计算,口颜面运动模仿不能,元音顺序模仿不能。

请问:1. 是否是失语症,如果是失语症,是何类型失语症?

2. 如果是失语症,该如何治疗?

语言是人们社会交流的重要工具,如果语言中枢受到损伤,就会产生言语-语言障碍及交流沟通障碍,若通过言语治疗不能得到有效康复,通过利用辅助沟通系统或者其他特定的表达形式进行交流,也不失为一种好的补偿方法。

辅助沟通系统(augmentative and alternative communication,AAC),属于康复辅助器具中的一种,1989年美国言语-语言听力协会对其进行了定义,辅助沟通系统属临床语言治疗领域,为暂时或永久性言语障碍的患者提供有效便利的沟通方式。一般来讲,AAC可以看作是任何可补偿、改善或替代自然言语表达或书写表达的方式,根据个体情况,可以是永久性的补偿,也可是暂时性的补偿。

第一节　概　　述

一、辅助沟通系统的基本构成

(一) 沟通符号

指声音、实物、照片、图片、文字、手语、肢体语言、面部表情等符号,分为视觉符号、听觉符号、触觉符号。辅助沟通系统常利用视觉符号来进行补偿,尤以图片符号最为常用。

（二）辅具

辅助沟通系统设备可分为三类:低科技辅助沟通系统、轻科技辅助沟通系统、高科技辅助沟通系统。

1. 低科技辅助沟通系统　如沟通板、沟通簿、列字表、列字册、目光对话框等。治疗师可以根据个案的情况,或针对性制作、或购买。

（1）沟通板与沟通簿

1）沟通板:是将文字、线条、画、照片或图片等符号放入一个方板上,让患者选择其中的符号来与他人沟通。沟通板呈现的可以是单一符号,也可是多选一符号。

2）沟通簿:随着患者学习进步,习得的符号越来越多,便可以将他会用的符号加以整理、分类,放在数页中,以"沟通簿"的形式呈现。

（2）列字表、列字册:将有关的字母、文字、或注音符号放在一张表上或放入笔记簿内,让患者指出文字或字母就达到沟通目的。

（3）目光对话框:目光对话框是由木材、塑料制成一个框架,将沟通需要用到的图片或文字粘贴在框架的四个角落上。沟通时,将此框架放在患者面前,患者视线停留在框架某个角,该角的图片（或文字）就是患者想要表达的意思。

2. 轻科技辅助沟通系统　这一类通常有一点机械、或电子技术在里面,有的有声音输出。

常用的有简易沟通器（图10-1）,是早期沟通障碍者比较常用的设计简单的轻科技电子辅助沟通系统,具有录音功能,由电池提供电量,随洗随录,事先将患者所要表达的语句录制存储,通过播放表达自己的需要和想法。

3. 高科技辅助沟通系统　有微电脑辅助沟通器、电脑辅助沟通系统、手机辅助沟通系统。随着微电脑控制技术的兴起,这一类的产品越来越多,甚至人们会误认为,这些高科技的东西就是辅助沟通系统。高科技辅助沟通系统的一个很大进步就是控制开关的多样化,如红外线头控、眼睛控制等。

图10-1　简易沟通板

（1）微电脑辅助沟通系统:微电脑沟通系统（图10-2）分为两大类:一类是计算机语音合成,使用者只需将单字、词组或句子输入沟通系统,语音合成器就会将文字转换成语音输出;另一类是运用数字化语音芯片来存放声音讯息,并以一个沟通板的外形呈现,将图形与声音讯息交互运用,其中,父母或治疗师必须事先将语音透过麦克风存入沟通系统中,以方便障碍者使用声音讯息。

（2）电脑辅助沟通系统:随着计算机普及率上升,辅助沟通系统的软、硬件也跟着迅速发展,个人计算机也变成了辅助沟通系统。笔记型计算机、平板计算机、手机、触摸式屏幕、数字化录音、语音合成器等的整合运用,让个人计算机成为语言障碍者更有效、便利的沟通补偿模式（图10-3）。

图 10-2　扫描型微电脑沟通系统　　　　图 10-3　电脑辅助沟通系统

（三）技术

一般指传送讯息的方法,例如直线扫描、行-列扫描等。

（四）策略

个体自我学习或被教导而学到能增进个体沟通能力的方法,即上述三项的整合。

二、辅助沟通系统的应用

（一）评估

应用辅助沟通系统前必须进行评定,评定包括语言功能评估、言语功能评估、沟通功能评估、认知功能评估,此外还要与物理治疗师和作业治疗师一起进行运动、作业能力评估。只有这样一套详细的评估之后,才可能为个案选择合适的辅助沟通系统。

（二）确定 AAC 目标

通过详细评定,结合家庭的意愿、经济问题等,确定康复目标。康复目标包括满足照顾者需求目标和满足个体需求目标。照顾者需求目标如渴了?想吃什么?想上厕所……;个体需求目标为你好、早安、午安、晚安、再见、请帮忙、多少钱、高兴、难过、生气、害怕、看电视、听音乐、散步等。最终目标或为回归家庭,或为回归社会,提高生活质量。

（三）确定 AAC 策略

1. 确定代偿符号　根据评定结果,一种或哪几种交流符号作来代偿,辅助沟通系统中能选择的符号有声音、实物、照片、图片、文字、手语、肢体语言、面部表情等。

2. 确定 AAC 的语言模型　语言模型主要包括两方面:语句生成方法、词汇选择。

（1）语句生成方法:语句生成方法包括预设语句与逐词生成,预设语句是根据不同的情景,预先储存的语句,用的时候直接就能说出句子;逐词生成是使用时将词汇结合,生成自发的、独特的语句,它十分灵活。预设语句比较快,但不灵活,有时无法表达个案的意思,逐词生成十分灵活,更能进行有效的表达。

（2）词汇选择:词汇包括核心词汇与延伸词汇。核心词汇为跨情景、跨个体的一般性词汇,能覆盖交流所需的绝大部分词汇;延伸词汇为跟特定情景、主题或特定个体相关的特殊词汇,如吃饭、游泳。

下面是前 100 位的核心词汇,它占日常交流所需词汇的 61.14%（表 10-1）:

表 10-1 普通话前 100 位的核心词汇表

我	你	的	啊	了	他	呃	就	嗯	那
哦	那个	是	对	唉	不	也	这	说	现在
都	要	在	就是	什么	有	还	去	给	这个
好	没有	吧	我们	她	跟	呢	到	一个	没
啦	知道	个	一	很	吗	想	看	因为	多
行	就是说	他们	反正	来	人	呀	然后	不是	没
再	他们	嘛	可能	所以	得	打	两	写	讲
又	怎么	的话	买	做	呐	上	觉得	信	回来
能	挺好	以后	东西	这样	把	寄	是吧	太	挺
哼	那么	但是	过	点	哈	还是	时候	比较	电话

3. 确定辅助沟通系统种类 根据评定结果,结合患者家庭经济状况,选择最合适的辅助沟通系统,即选择低科技辅助沟通系统,或是轻科技辅助沟通系统,或是高、低科技辅助沟通系统。

（四） 补偿实施

指在评估、确定 ACC 目标和策略的基础上,通过辅助沟通系统来进行交流和沟通。

三、辅助沟通系统的适应证

各种沟通障碍人士都可以从 AAC 获益,包括成人和小儿。

通常用于口语、动作与书写能力受到暂时性或永久性的缺陷而无法进行有效沟通的重度交流障碍者。

1. 先天障碍 包括脑性麻痹、智能障碍、听障、视障、自闭症、语言发展迟缓等。
2. 后天障碍 包括脑伤、卒中、喉头切除、脊髓损伤、反复性紧张等。

第二节 低科技辅助沟通系统

低科技辅助沟通系统有沟通板、沟通簿、目光对话框、列字表、列字册,常用的是沟通板、沟通簿、目光对话框。低科技辅助沟通系统可作为重度沟障碍患者永久的补偿沟通辅具,可作为家庭经济困难患者补偿沟通辅具,可作为言语治疗过程中暂时性的补偿沟通辅具,也可作为微电脑、电脑辅助沟能系统使用前期基础训练。

一、病情评估

选用和使用低科技辅助沟通系统前应详细进行功能评估,评估内容包括沟通障碍的原因,沟通障碍的严重程度,语言-言语障碍情况,自发语、听理解、语言表达、命名、书写、阅读等情况,听力、听力是否障碍,四肢功能是否障碍,认知功能是否障碍及认知功能障碍程度。

二、低科技辅助沟通系统的选用

低科技辅助沟通系统可购买也可自行设计制作。如果患者上肢运动功能较差,不能指点沟通板、沟通簿、列字表、列字册,宜选用目光对话框;如果患者上肢运动功能尚可,能指点沟通板、沟通簿、列字表、列字册就应选用沟通板、沟通簿、列字表、列字册;能使用列字表或列字册进行沟通,就应选用列字表、列字册。

三、沟通符号的选择

低科技辅助沟通系统的符号有照片、图片、实物、模型、文字、手语、肢体语言、面部表情等符号,其中照片、图片、实物、模型、文字等为辅助性沟通符号,而手语、肢体语言、面部表情等符号为非辅助性沟通符号。沟通符号的选用根据沟通障碍者本身的认知理解而定,主要考量包括:性别、年龄、沟通意愿、符号认知能力、语言理解力、口语表达等。一般而言,选择沟通符号时,应从具体实物开始测试,根据患者进步情况进行调整,最终的目标还是希望严重沟通障碍者能使用文字在其沟通板上交流。如"我要吃苹果",先将苹果实物呈现在患者面前;患者进步后,改由将苹果图片放在沟通板或目光对话框上训练;若患者继续进步,改由将苹果文字呈现在列字表或列字册中。

四、沟通词汇的选择

沟通词汇包括:生理需求、社交互动、情绪感受、个别兴趣、讯息交换等词汇。

生理需求词汇:肚子饿、口渴、上厕所、热、冷、洗澡、休息、睡觉、痛、痒等。

社交互动:你好、早安、午安、晚安、再见、请帮忙、多少钱。

情绪感受:如高兴、难过、生气、害怕。

个别兴趣:如看电视、听音乐、散步等。

讯息交换:如请给我你的 e-mail、这是我的 e-mail 等。

其中生理词汇属于满足照顾者需求目标的词汇,而社交互动、情绪感受、个别兴趣、讯息交换等词汇属于满足个体需求目标的词汇。此外,词汇选择还应考虑核心词汇和延伸词汇(见前述)。

五、低科技辅助沟通系统的其他选择

格数:针对认知较弱的沟通障碍者而言,可选用 1 格、2 格、4 格来呈现,对于认知功能较好的患者可选用 9 格或以上的方式呈现。

单页或多页:初期训练时,可使用单页(即沟通板)呈现,随着沟通障碍者能力逐渐提升,可考虑多页(沟通簿)呈现,扩充语汇量。

六、低科技辅助沟通系统的使用

(一)词汇训练与使用

遵循循序渐进、由具体到抽象的原则,先进行实物或模型符号训练,反复多次后过渡到图片或照片符号训练,如果有可能,尽可能进步到文字符号训练,最终以文字形式进行沟通辅助。

词汇训练要坚持照顾者需求目标词汇与个体需求目标词汇相结合,生理词汇与社交互动、情绪感受、个别兴趣、讯息交换等词汇相结合,核心词汇与延伸词汇相结合。个体需求词汇才是患者最需要的。

在词汇训练中,无论是否有好的效果,均要进行语音训练。

（二）语句训练

句子呈现可依中文句型排列,如老师、我要、钢笔三张辅助性沟通图形,依主语、谓语、宾语方式排列。

先实物或模型符号,或实物与图片混合符号的句子形式进行训练,待进步后过渡到图片符号或图片与文字混合的句子形式进行训练,如有可能尽可能进步到文字符号句子进行训练。句子的排列形成可以是单选一,可以是多选,也可以是词组组合。

第三节　高科技辅助沟通系统

高科技辅助沟通系统有微电脑辅助沟通系统、电脑辅助沟通系统、手机辅助沟通系统,随着手机的普及使用,手机辅助沟通系统成为了高科技辅助沟通系统的首选,本节仅对手机辅助沟通系统进行介绍。

手机辅助沟通系统可以看作是低科技辅助沟通系统的智能化,软件做到了语音、文字、图三者结合,符号词汇量不仅大而且全,语句排列形式多样,操作便捷。

一、首页界面

首页界面为格数选择,格数从 1 ~ 20 格,按逆时针排列,可根据患者认知功能障碍的程度,选择适宜的格数(图 10-4)。点击选定的格数进入次页界面。

图 10-4　手机 AAC 首页界面

二、次页界面

点击适宜格数,进入次页界面(图 10-5),用手指在这一界面滑动,就会弹出会话框,如选择颜色,就进入了颜色界面。你可在该界面进行词汇训练,也可进行语句训练。

三、词汇训练、语句训练与使用

点击日常生理需求对话框后即进入该对话框,可进行日常生理需求词汇与语句学习与使用(图 10-6)。

图 10-5 次页界面对话框

图 10-6 日常生理需求词汇与语句界面

本章小结

　　辅助沟通系统是任何可补偿、改善或替代自然言语表达或书写表达的方式。补偿符号常为声音、实物、照片、图片、文字、手语、肢体语言、面部表情等,补偿辅具有低科技辅助沟通系统、轻科技辅助沟通系统、高科技辅助沟通系统。沟通板与沟通簿是常用的辅助沟通系统,操作简单且可自己设计制作。随着电脑技术的发展,微电脑与电脑辅助沟通系统不断被设计出来,使补偿效果更为简便而有效,使得各种沟通障碍人士都可以从 AAC 获益。辅助沟通系统的应用一般分为评估、确定 AAC 目标、确定 AAC 策略、补偿实施几个阶段。本章节较详细介始了低科技 AAC 与手机 AAC 的使用方法。

(邱　波)

目标测试

A1 型题

1. 辅助沟通系统最常用的沟通符号是下列哪项
   A. 实物　　　　　　　　B. 文字　　　　　　　　C. 图片
   D. 声音　　　　　　　　E. 手势语

2. 下列哪项不属低科技辅助沟通系统
   A. 沟通板　　　　　　　B. 沟通簿　　　　　　　C. 列字表
   D. 目光对话框　　　　　E. 手机 AAC

3. 辅助沟通系统应用前一般不进行哪项评估
   A. 语言功能评定　　　　B. 认知功能评定　　　　C. 沟通能力评定
   D. 手功能评定　　　　　E. 平衡功能评定

4. 下列哪一词汇为生理需要词汇
   A. 肚子饿　　　　　　　B. 你好　　　　　　　　C. 害怕
   D. 看电视　　　　　　　E. 多少钱

5. 下列哪一词汇为照顾者需求目标词汇
   A. 腹痛　　　　　　　　B. 你好　　　　　　　　C. 害怕
   D. 看电视　　　　　　　E. 多少钱

6. 手功能严重障碍患者,常选下列哪种辅助沟通系统
   A. 沟通板　　　　　　　B. 列字表　　　　　　　C. 目光对话框
   D. 手机 AAC　　　　　　E. 微电脑 AAC

7. 下列哪项为延伸词汇
   A. 吃饭　　　　　　　　B. 要　　　　　　　　　C. 他
   D. 你　　　　　　　　　E. 我

8. 辅助沟通系统的格数选用主要依据患者的哪一能力
   A. 手功能严重程度　　　B. 言语障碍严重程度　　C. 认知功能障严重程度
   D. 平衡能力　　　　　　E. 沟通能力障碍严重程度

9. 下列哪里 AAC 有声音输出
   A. 沟通板　　　　　　　B. 沟通簿　　　　　　　C. 目光对话框
   D. 列字表　　　　　　　E. 简易 AAC

10. 最先进行的沟通符号训练是哪一符号
    A. 实物　　　　　　　　B. 文字　　　　　　　　C. 图片
    D. 照片　　　　　　　　E. 手势语

A2 型题

11. 女,53 岁,额顶叶出血,运动性失语,应用沟通板进行辅助,词汇选择哪项不合适
    A. 高兴　　　　　　　　B. 腹痛　　　　　　　　C. 篮球
    D. 喝水　　　　　　　　E. 厕所

12. 男,60 岁,顶颞叶栓塞,听理解困难,命名性障碍,迂回现象,语言表达好于理解,正进行言语治疗,治疗师给予微电脑辅助沟通,其目的下列哪项不正确

A. 暂时补偿   B. 永久补偿   C. 命名训练

D. 语句训练   E. 言语治疗的工具

A3、A4 型题

男,62 岁,如厕时摔倒,出现右上、下肢体无力,逐渐不能说话。CT 示"左额、颞叶大面积低密度影"。治疗 2 周病情稳定后,转入康复科。言语功能检查:自发言语为非流畅性,表现为刻板语,任何话均以"人啊、人啊……"回答。口语理解严重障碍,仅可以理解个别单词和简单手势。命名、复述、出声读、阅读理解和书写完全不能。不会计算。口颜面运动模仿不能,元音顺序模仿不能。诊断为完全性失语。经过 2 年治疗效果不明显。

13. 请问所患失语症为下列哪一种失语

     A. 运动性失语   B. 感觉性失语   C. 经皮质运动性失语

     D. 完全性失语   E. 经皮质完全性失语

14. 若应用辅助沟通系统进行补偿,无须进行哪项评定

     A. 手功能评定   B. 视力评定   C. 听力评定

     D. 认知功能评定   E. 言语功能评定

15. 患者家庭经济困难,配哪种 AAC 更适合

     A. 治疗   B. 沟通板   C. 高压氧

     D. 电脑 AAC   E. 微电脑 AAC

实 训 指 导

实训1 失语症的康复评定

【实训目的】 掌握标准失语症检查法的实际操作。

【实训准备】

1. 学生 衣着规范,熟悉标准失语症检查法的操作要求。

2. 评价工具 标准失语症检查表、秒表、检查图纸、检查词卡、检查所需实物(手帕、牙刷、硬币、钢笔、梳子、钥匙、剪刀、镜子、盘子、牙膏等)、铅笔、记录用纸。

3. 环境 10~15m² 房间,安静整洁安全、温湿度适宜、光线适中,避免视觉、听觉干扰,一张语言治疗台和用椅。

4. 患者 了解失语症评估的目的、配合要点。

【实训学时】 2 学时。

【实训方法与结果】

（一）实训方法

首先由老师演示和讲解操作方法。然后学生 2 人一组,根据病例轮流进行角色扮演,相互操作,带教老师巡回观看,分组指导。最后由老师总结并布置作业。操作方法与步骤如下:

1. 核对解释 核对患者姓名,说明评估的目的、要点、如何配合,家属如在旁边,提醒其不得提示。

2. 了解患者的一般情况 如姓名、年龄、职业、诊断等。并在询问中了解到患者的一般语言状况。

3. 检查 进行汉语标准失语症的检查。

4. 整理记录 整理评估结果。

（二）操作程序

1. 项目一 听理解

（1）分项1:名词听理解。

方法:将检查图册翻到检测处,检查者说:"我说一个词,请指出来是哪个图?"同时注意反应的时间及如何回答,回答的时间限制在 15 秒。15 秒内答错或大于 15 秒无反应就要提示。提示方法为重复一次,要观察及记录患者的反应。

检查词:①西瓜;②鱼;③自行车;④月亮;⑤椅子;⑥电灯;⑦火 ;⑧钟表;⑨牙刷;⑩楼房。

打分及终止:

6 分:3 秒内回答正确。

5 分:15 秒内回答正确。

3 分:提示后回答正确。

1 分:提示后回答不正确。

终止 A:3 分以下,连续错两题。终止 B:全检。

(2)分项 2:动词听理解。

方法:将检查图册翻到检测处,检查者说:"我说一个词,请指出来是哪个图?"同时注意反应的时间及如何回答,回答的时间限制在 15 秒。15 秒内答错或大于 15 秒无反应就要提示。提示方法为重复一次,要观察及记录患者的反应。

检查词:①飞;②睡;③喝水;④跳舞;⑤穿衣;⑥敲;⑦坐;⑧游泳;⑨哭;⑩写。

打分及终止:

6 分:3 秒内回答正确。

5 分:15 秒内回答正确。

3 分:提示后回答正确。

1 分:提示后回答不正确。

终止 A:3 分以下,连续错两题。终止 B:全检。

(3)分项 3:句子理解。

方法:将检查图册翻到检测处,检查者说:"请指出来是哪个图?"同时注意反应的时间及如何回答,回答的时间限制在 15 秒。15 秒内答错或大于 15 秒无反应就要提示。提示方法为重复一次,要观察及记录患者的反应。

检查句:

1)水开了;

2)孩子们堆了一个大雪人;

3)男孩洗脸;

4)男孩付钱买药;

5)老人扶着拐杖独自过人行横道;

6)两个孩子在讨论书上的图画;

7)男孩子在湖上划船;

8)小男孩的左臂被车门夹住了;

9)一个男演员边弹边唱;

10)护士准备给男孩打针。

打分及终止:

6 分:3 秒内回答正确。

5 分:15 秒内回答正确。

3 分:提示后回答正确。

1 分:提示后回答不正确。

终止 A:3 分以下,连续错 5 题。

终止 B:分项 1 或分项 2 中 6 分和 5 分在 5 题以下。

(4)分项 4:执行口头命令。

方法:检查者把钢笔、剪子、牙刷、镜子、盘子、手帕、牙膏、钱、梳子、钥匙摆放好,告诉患者:"请按我说的移动物品,请注意听。"患者每完成一个指令后,由检查者把物品放回原处。

评价表上已把句子分成了不同单位,每个下划线为一个单位,按单位错误计算给分。超过两单位错误或 15 秒后无反应需提示。提示方法为再重复一遍指令。

口语检查指令:

1)把<u>梳子</u>和<u>剪子</u><u>拿起来</u>。

2)把<u>钢笔</u><u>放在</u><u>盘子</u><u>旁边</u>。

3)把<u>牙刷</u><u>碰</u><u>三下</u><u>盘子</u>。

4)把<u>牙膏</u><u>放在</u><u>镜子上</u>。

5)把<u>钥匙</u>和<u>钱</u><u>放在</u><u>手帕上</u>。

6)把<u>盘子</u><u>扣过来</u>,<u>再把钥匙</u><u>拿起来</u>。

7)<u>摸一下镜子</u><u>然后拿起梳子</u>。

8)把<u>钱</u><u>放在牙膏前面</u>。

9)把<u>剪子</u>和<u>牙刷</u><u>换个位置</u>,<u>再把镜子翻过来</u>。

10)把<u>钢笔</u><u>放在盘子里</u>,<u>再拿出来</u><u>放在牙膏和钱之间</u>。

打分及终止:

6 分:3 秒内回答正确。

5 分:15 秒内回答正确。

4 分:15 秒内回答但有错误。

3 分:15 秒后经提示回答正确。

2 分:提示后不完全反应(15 秒内答出,但有一个单位错误)。

1 分:提示后回答错误。

终止 A:4 分以下连续错 5 题。

终止 B:分项目 2 中 6 分和 5 分在 6 题以下或分项 3 中在 5 题以下。

2. 项目二　复述

(5)分项 5:名词。

方法:检查者用正常的说话速度讲话,告诉患者:"请模仿我说的话,请注意听"。等待时间为 15 秒。提示方法为再说一遍后让患者复述。

检查词:①自行车 ;②楼房;③西瓜 ;④月亮 ;⑤电灯;⑥牙刷;⑦钟表;⑧鱼;⑨椅子;⑩火。

打分及终止:

6 分:3 秒内复述正确。

5 分:15 秒内复述正确。

4 分:15 秒复述出,不完全反应(三音节词一个音节错;两音节词和一音节词一个音素错)。

3 分:提示后复述正确。

2 分:提示后回答同 4 分结果。

1 分:提示后反应在 2 分以下。

终止 A:4 分以下,连续错 3 题。终止 B:全检。

(6)分项 6:动词。

方法:检查者用正常的说话速度讲话,告诉患者:"请模仿我说的话,请注意听"。等待时间为 15 秒。提示方法为再说一遍后让患者复述。

检查词:①坐;②哭;③睡;④游泳;⑤穿衣;⑥喝水;⑦写;⑧飞;⑨敲;⑩跳舞。

打分及终止：

6 分：3 秒内复述正确。

5 分：15 秒内复述正确。

4 分：15 秒复述出，不完全反应（同分项5）。

3 分：提示后复述正确。

2 分：提示后回答同 4 分结果。

1 分：提示后反应在 2 分以下。

终止 A：4 分以下，连续错 3 题。终止 B：全检。

(7) 分项7：句子。

方法：检查者用正常的说话速度讲话，告诉患者："请模仿我说的话，请注意听"。检查句子用斜线分成几个单位，一个单位错误为不完全反应，大于两个单位错误需提示。提示方法为再说一遍后让患者复述。等待时间30秒。

检查句：

1）护士/准备/给男孩/打针；

2）男孩/洗/脸；

3）一个/男演员/边弹/边唱；

4）孩子们/堆了/一个/大雪人；

5）水/开/了；

6）小男孩/的左臂/被/车门/夹住了；

7）男孩子/在湖上/划船；

8）两个/孩子/在讨论/书上的/图画；

9）男孩/付钱/买药；

10）老人/拄着/拐杖/独自过/人行横道。

打分及终止：

6 分：10 秒内复述正确。

5 分：30 秒内复述正确。

4 分：30 秒内复述出，不完全反应。

3 分：经提示后复述正确。

2 分：经提示后不完全反应。

1 分：提示后低于 2 分结果。

终止 A：4 分以下，连续错 3 题。

终止 B：分项 5 或分项 6 中 6 分和 5 分在 6 题以下。

3. 项目三　说

(8) 分项8：命名。

方法：检查者向患者出示失语症检查图页，指名词图，问："这是什么？"等待时间为15秒，提示需按照实训表 1-1 中规定的提示音节或音素进行。

打分及终止：

6 分：3 秒内回答正确。

5 分：15 秒内回答正确。

4 分：15 秒内回答，不完全反应（同分项5）。

3 分:提示后回答正确。

2 分:提示后不完全反应。

1 分:提示后回答不正确。

终止 A:4 分以下,连续错 3 题。终止 B:全检。

(9)分项 9:动作说明。

方法:检查者向患者出示失语症检查图页,指动词图,问:"这是什么?"等待时间为 15 秒,提示需按照实训表 1-1 中规定的提示音节或因素进行。

打分及终止:

6 分:3 秒内回答正确。

5 分:15 秒内回答正确。

4 分:15 秒内回答,不完全反应(同分项 5)。

3 分:提示后回答正确。

2 分:提示后不完全反应。

1 分:提示后回答不正确。

终止 A:4 分以下,连续错 3 题。终止 B:全检。

实训表 1-1　名词、动词复述检查中词的提示音节或音素

名词词语	提示音节或音素	动词词语	提示音节或音素
月亮	月	喝水	喝
电灯	电	跳舞	跳
鱼	Y	敲	q
火	h	穿衣	穿
椅子	椅	哭	k
牙刷	牙	写	x
楼房	楼	睡	sh
自行车	自	飞	f
钟表	钟	坐	z
西瓜	西	游泳	游

(10)分项 10:画面说明。

方法:检查者向患者出示失语症检查图页,指图问:"这幅画描写的是什么?"等待时间为 30 秒。患者可以答出关键内容算正确。

图案关键内容:

1)男孩付钱买药;

2)孩子们堆了一个大雪人;

3)水开了;

4)男孩洗脸;

5)老人拄着拐杖独自过人行横道;

6)一个男演员边弹边唱;

7)护士准备给男孩打针；

8)小男孩的左臂被车门夹住了；

9)男孩子在湖上划船；

10)两个孩子在讨论书上的图画。

打分及终止：

6 分:10 秒内回答正确。

5 分:30 秒内回答正确。

4 分:30 秒内回答,不完全反应(主语、宾语之一错误)。

3 分:提示后回答正确。

2 分:提示后不完全反应。

1 分:提示后回答不正确。

终止 A:4 分以下,连续错 4 题。

终止 B:分项目 8 或 9 中 6 分和 5 分在 5 题以下。

(11)分项 11:漫画说明。

方法:检查者向患者出示失语症检查上的漫画,指图问:"请把这个漫画描述出来。"限时 5 分钟。

打分及终止：

6 分:基本含义包括(撞、起包、锯、高兴等),流利,无语法错误。

5 分:基本含义包括,有少许语法错误,如形容词、副词等。

4 分:三个图基本含义正确,有一些语法错误。

3 分:二个图基本含义正确,有一些语法错误。

2 分:一个图基本含义正确,只用单词表示。

1 分:以上基本含义正确,相关词均无。

终止 A:1 分钟未说出有意义的词语。

终止 B:分项 8 或分项 9 中 6 分和 5 分在 6 题以下,分项 10 在 2 题以下。

(12)分项 12:列举水果名。

方法:告诉患者请在 1 分钟内尽可能多的说出水果的名字,例如:苹果、香蕉…

打分及终止:每说出一个水果名字 1 分,重复说不计分。限时:1 分钟。

终止 B:分项 8 或分项 9 中 6 分和 5 分在 3 题以下,分项 10 在 2 题以下。

4. 项目四　出声读

(13)分项 13:名词。

方法:向患者出示词卡。告诉患者:"请读出声"。等待时间 15 秒。

检查词:①楼房；②牙刷；③钟表；④火 ；⑤电灯；⑥椅子；⑦月亮 ；⑧自行车；⑨鱼；⑩西瓜。

打分及终止:同项目三中名词评分的内容。

终止 A:4 分以下,连续错两题。终止 B:全检。

(14)分项 14:动词。

方法:向患者出示词卡。告诉患者:"请读出声"。等待时间 15 秒。

检查词:①写；②哭；③游泳；④坐；⑤敲；⑥穿衣；⑦跳舞；⑧喝水；⑨睡；⑩飞。

打分及终止:同项目三中动词评分的内容。

终止 A:4 分以下,连续错两题。终止 B:全检。

(15)分项 15:句子

方法:向患者出示句卡。告诉患者:"请读出声"。等待时间 30 秒。30 秒内无反应或两单位错需提示,提示方法为字头提示。

检查语句:

1)水/开/了;

2)男孩/洗/脸;

3)男孩/付钱/买药;

4)孩子们/堆了/一个/大雪人;

5)老人/拄着/拐杖/独自过/人行横道。

打分及终止:

6 分:10 秒内开始读,且正确。

5 分:10~30 秒内开始读,且正确。

4 分:30 秒内开始读,一个单位错误。

3 分:提示后读正确。

2 分:提示后不完全反应(同 4 分情况)。

1 分:提示后错读。

终止 A:4 分以下,连续错两题。

终止 B:分项 13 或分项 14 中 6 分和 5 分在 5 题以下。

5. 项目五 阅读。

(16)分项 16:名词。

方法:向患者出示词卡和图册,让患者先看词卡,然后指出相对应的图片。等待时间 15 秒。

检查词:①鱼;②西瓜;③电灯;④月亮;⑤火;⑥钟表;⑦自行车;⑧椅子;⑨楼房;⑩牙刷。

打分及终止:

6 分:3 秒内正确指出。

5 分:15 秒内正确指出。

3 分:提示后正确指出。

1 分:提示后指错。

终止 A:3 分以下,连续错 2 题。终止 B:全检。

(17)分项 17:动词。

方法:向患者出示词卡和图册,让患者先看词卡,然后指出相对应的图片。等待时间 15 秒。

检查词:①敲;②游泳;③跳舞;④喝水;⑤穿衣;⑥坐;⑦飞;⑧哭;⑨睡;⑩写。

打分及终止:

6 分:3 秒内正确指出。

5 分:15 秒内正确指出。

3 分:提示后正确指出。

1 分:提示后指错。

终止 A:3 分以下,连续错 2 题。终止 B:全检。

(18)分项 18:句子。

方法:向患者出示句卡和图册,让患者先看句卡,然后指出相对应的图片。等待时间 20 秒。

检查语句:

1)水开了;

2)两个孩子在讨论书上的图画;

3)孩子们堆了一个大雪人;

4)男孩付钱买药;

5)男孩洗脸;

6)男孩在湖上划船;

7)小男孩的左臂被车门夹住了;

8)老人拄着拐杖独自过人行横道;

9)护士准备给男孩打针;

10)一个男演员边弹边唱。

打分及终止:

6 分:10 秒内正确指出。

5 分:20 秒内正确指出。

3 分:提示后正确指出。

1 分:提示后指错。

终止 A:3 分以下,连续错 5 题。

终止 B:分项 16 或分项 17 中 6 分和 5 分在 5 题以下。

(19)分项 19:执行文字命令。

方法:向患者出示文字指令卡。告诉患者:"请按文字命令移动物品"。

文字指令:

1)把梳子和剪子拿起来。

2)把钢笔放在盘子旁边。

3)把镜子扣过来再把钥匙拿起来。

4)用牙刷碰三下盘子。

5)把钥匙和钱放在手帕上。

6)把牙膏放在镜子上。

7)摸一下镜子然后拿起梳子。

8)把剪子和牙刷换个位置,再把镜子翻过来。

9)把钱放在牙膏面前。

10)把钢笔放在盘子里再拿出来放在牙膏和钱之间。

打分及终止:

6 分:10 秒内移动物品正确。

5 分:20 秒内移动正确。

4 分:20 秒内移动,不完全反应(一个单位错误,包括顺序的颠倒)。

3 分:提示后移动正确。

2 分:提示不完全反应。

1 分:提示后移动错误。

终止 A:4 分以下,连续错 5 题。

终止 B:分项 17 中 6 分和 5 分在 6 题以下。分项 18 中 5 分以下。

6. 项目六　抄写。

(20)分项 20:名词。

方法:向患者出示词卡,嘱患者:"请看好这些词并记住,然后写下来。"当患者开始抄写时把词卡拿走。等待时间 15 秒。一字、词错(正确笔画不足 50%),两字、词全错可提示。提示方法为口语告诉患者:"再看一遍。"并同时出示词卡。

检查词:①西瓜;②自行车;③楼房;④牙刷;⑤月亮。

打分及终止:

6 分:3 秒内抄写正确(非利手可延长时间)。

5 分:15 秒内抄写正确。

4 分:15 秒内抄写不完全正确。

3 分:提示后抄写正确。

2 分:提示后不完全反应。

1 分:提示后抄写错误。

终止 A:4 分以下,连续错 2 题。终止 B:全检。

(21)分项 21:动词。

方法:同分项 20。

检查词:①游泳;②飞;③睡;④写;⑤喝水。

打分及终止:同分项 20。

(22)分项 22:句子。

方法:同分项 20 和分项 21。提示和评分时需要将句子用斜线分开数个单位,斜线之间的词为一个单位,根据患者抄写出的单位数选择提示及确定评分。等待时间 30 秒(非利手或患侧手可延长至 40 秒)。

检查语句:

1)男孩/洗/脸;

2)水/开/了;

3)孩子们/堆了/一个/大雪人;

4)男孩/在湖上/划船;

5)老人/挂着/拐杖/独自过/人行道。

打分及终止:

6 分:10 秒内正确写出。

5 分:20 秒内正确写出。

3 分:提示后正确写出。

1 分:提示后错误。

终止 A:3 分以下,连续错 5 题。

终止 B:分项 21 或分项 22 中 6 分和 5 分在 3 题以下。

7. 项目七　描写。

（23）分项 23：命名书写。

方法：向患者出示图册并给患者一张白纸，告诉患者："这是什么，请用文字书写出来。"提示为左右结构字形或上下结构字形，提示偏旁或上半部分。其他字形提示字的初始二至三画。如患者把钟表写成钟为正确反应。

检查词：①电灯；②月亮；③楼房；④自行车；⑤钟表；⑥牙膏；⑦椅子；⑧鱼；⑨火；⑩西瓜。

打分及终止：

6 分：10 秒内书写正确（非利手可延长时间）。

5 分：30 秒内书写正确。

4 分：30 秒内不完全反应。

3 分：提示后书写正确。

2 分：提示后不完全正反应。

1 分：提示后书写错误。

终止 A：4 分以下，连续错 2 题。终止 B：全检。

（24）分项 24：动作描写。

方法：同分项 23。

检查词：①跳舞；②喝水；③睡；④飞；⑤坐；⑥写；⑦哭；⑧敲；⑨穿衣；⑩游泳。

打分及终止：同分项 23。

（25）分项 25：画面描写。

方法：向患者出示失语症检查图册，让患者用一句话描述检查者指出的画，每幅图有关键词，按照关键词书写的正确、错误给分，见实训表 1-2。

实训表 1-2　检查语句及关键词

语句	关键词
孩子们堆了一个大雪人。	孩子们,堆,雪人
男孩付钱买药。	孩子,买药
护士准备给男孩打针。	护士,打针
小男孩的左臂被车门夹住了。	小男孩,手,被,夹住了
男孩在湖上划船。	孩子,划船
一个男演员边弹边唱。	一个人(演员)弹,琴(吉他)
水开了。	水(壶)开了
男孩洗脸。	男孩(孩子),洗脸
两个孩子在讨论书上的图画。	两个孩子(男孩们),讨论(看,商量),图画,书
老人拄着拐杖独自过人行横道。	老人过(人行横道)马路

打分及终止：

6 分：15 秒内开始书写，关键词写正确。

5 分：15 秒～30 秒内开始书写（非利手或患侧手可延长至 40 秒），关键词写正确。

4 分：30 秒内开始书写（非利手或患侧手可延长至 40 秒），不完全反应（主语或宾语之一不正确)。动词描写不正确,主宾或两个成分错时需提示。

3分:提示后书写正确。

2分:提示后书写不完全反应。

1分:提示后书写错误。

终止A:4分以下,连续错2题。

终止B:分项23或分项24中6分和5分在5题以下。

(26)分项26:漫画描写。

方法:向患者出示图册中的漫画,告诉患者:"请按照漫画的意思写出。"漫画中的基本含义包括撞、起包、锯、高兴。

打分及终止:

6分:基本含义包括(撞、起包、锯、高兴等),流利,无语法错误。

5分:基本含义包括,有少许语法错误,如形容词,副词等。

4分:三个图基本含义正确,有一些语法错误。

3分:两个图基本含义正确,有许多语法错误。

2分:一个图基本含义正确,只用单词表示。

1分:以上基本含义及相关词均无。

终止A:此题无限制时间,但1分钟未写出有意义的文字终止。

终止B:分项23或分项24中6分和5分在6题以下,分项25在2题以下。

8. 项目八　听写。

(27)分项27:名词。

方法:把笔和记录白纸交给患者,告诉患者:"请将我说的话写出来。"反应时间限制30秒。

检查内容:①楼房;②钟表;③电灯;④月亮;⑤鱼。

打分及终止:

6分:10秒内书写正确(非利手可延长时间)。

5分:30秒内书写正确。

4分:30秒内书写不完全反应。

3分:提示后书写正确。

2分:提示后不完全反应。

1分:提示后书写错误。

终止A:4分以下,连续错2题。终止B:全检。

(28)分项28:动词。

方法:同分项27

检查内容:①写;②游泳;③敲;④跳舞;⑤睡。

打分及终止:同分项27。

(29)分项29:句子。

方法:同分项27。

检查内容:

1)水/开/了;

2)男孩/洗脸;

3)男孩/在湖上/划船；

4)一个/男演员/边弹/边唱；

5)老人/拄着/拐杖/独自过/人行横道。

打分及终止：

6 分：15 秒内书写正确（非利手或患侧手可延长时间至 20 秒）。

5 分：15 秒～30 秒内书写正确（非利手或患侧手可延长时间至 20～40 秒）。

4 分：30 秒内书写不完全反应（非利手或患侧手可延长时间至 40 秒）。

3 分：提示后书写正确。

2 分：提示后不完全反应（以整句看，书写正确大于 50%）。

1 分：提示后书写错误。

终止 A：4 分以下，连续错 2 题。终止 B：全检。

(30)分项 30：计算。

方法：给患者计算题纸，让患者进行手写计算。每题 1 分。包括加减乘除。

检查内容：

1 + 2	4 + 7	27 + 5	35 + 27	135 + 267
4 − 1	16 − 7	32 − 9	87 − 38	306 − 186
2 × 4	3 × 5	16 × 3	52 × 32	57 × 26
4 ÷ 2	63 ÷ 7	102 ÷ 6	714 ÷ 17	1332 ÷ 31

打分及终止：对 1 题给 1 分。

终止 A：+，−，×，÷各项错 2 题终止该项。

【实训评价】

1. 评估中患者是否配合、注意力是否集中。

2. 学生是否沟通有效，操作是否正确。

3. 学生是否掌握了失语症评估的方法。

4. 家属是否在旁边提示。

【注意事项】

1. 检查者在进行评估时，注意语言方式，使患者尽量放松，考虑到患者的生活和文化背景等。

2. 每次评估超过 30 分钟，如患者出现疲劳状况，无法继续或不能表现出应有的实际水平时，应停止检查。其余检查内容分批次完成。

3. 患者如出现不配合或拒绝状况，应暂时终止，等患者能配合后再继续。

4. 评估过程中，注意观察患者有无异常情况，如发现异常，需马上处理。

5. 检查过程中应按照题目顺序来。但项目一、项目二、项目三、项目五之间从哪项开始均可。

6. 注意记录患者的反应，注意规定的等待时间，用秒表计时。

7. 评估结束后，将每项检查的成绩记在失语症检查成绩表下部的 6 分表上，并连成曲线。

（欧阳静明）

实训 2 失语症的康复治疗

【实训目的】

1. 掌握 Schuell 刺激疗法的原理、程序设定及注意事项。
2. 掌握 Schuell 刺激疗法课题的选择。
3. 掌握失语症的对症治疗。

【实训准备】

1. 学生 衣着规范,熟悉失语症治疗的理论知识。
2. 工具 单词图片及字、词卡各若干,动作图片卡、情景画卡、文字卡若干,常用实物,各类报刊书籍等,录音设备、镜子、节拍器、交流板、纸笔、冰块、棉签和压舌板。
3. 环境 10~15m² 房间以上的语言治疗实验室或康复治疗实验室,安静整洁安全、温湿度适宜、光线适中,避免视觉、听觉干扰,语言治疗台和用椅。
4. 患者 了解语言治疗。

【实训学时】 2 学时。

【实训方法与结果】

(一) 实训方法

首先由老师演示和讲解操作方法。然后学生 2 人一组,根据病例轮流进行角色扮演,相互操作,带教老师巡回观看分组指导。最后由老师总结并布置作业。操作方法与步骤如下:

1. 核对解释 核对患者姓名,说明语言治疗的目的、要点、如何配合。
2. 了解患者的一般情况 如姓名、年龄、职业、诊断等。并在询问中了解到患者的一般语言状况。
3. 进行失语症的治疗 Schuell 刺激疗法、对症治疗的训练。
4. 整理总结。

(二) 操作程序

1. 病史资料的收集 查阅病历或询问患者及其家人,熟悉患者利手、文化程度、母语、第二语言、失语症评估结果等。

2. 治疗时机及停止训练

(1)治疗时机:当患者原发病症不再进展,生命体征稳定 48 小时以后,即可逐渐开始接受治疗。治疗介入的时机越早,训练效果越好。

(2)停止训练:患者如出现以下情况时,可停止言语训练:患者全身状态不佳,明显的意识障碍,重度痴呆,拒绝和无训练动机及要求者,患者出现过度疲劳,注意力无法集中;另外接受了一段时间的系统语言训练,已达平台期时,亦可考虑停止。

3. 制定康复治疗目标

(1)长期目标的设定:根据患者失语症严重程度分级(BDAE 分级),评估预后及确定长期康复目标。

(2)短期目标的设定:将达到最终目标的过程,分成若干阶段逐次设定具体细致的目标,即根据患者具体情况选择各种语言形式的训练课题,设定可能达到的水平及预测所需时间。即由现有的语言功能提高一个阶段作为短期目标。

4. 训练课题的选择 根据患者不同失语症类型、言语症状及严重程度选择合适的训练课题及训练重点。轻度失语症以直接改善语言功能为目标;重度以活化残余功能为目标。

5. Schuell 刺激疗法的实施

(1) Schuell 刺激疗法的原理:①利用强的听觉刺激;②适当的言语刺激;③多途径的言语刺激;④反复利用感觉刺激;⑤刺激应引出反应;⑥正确反应要强化以及矫正刺激。

(2) 治疗程序的设定

1) 刺激条件:①刺激标准:结合患者的障碍程度选择合适的标准,实施时需遵循由易到难、循序渐进的原则。②刺激方式:听觉、触觉、视觉刺激等多种方式刺激,以听觉刺激为主,重症患者可采取多种刺激相结合的方式。③刺激强度:治疗师选择重复的次数、辅助刺激等。④材料选择:首先优先选择日常生活中常用的字、词,尤其是几乎每日都接触的,如吃饭、睡觉、我要等。其次要结合患者的兴趣、职业、习惯等,选择患者感兴趣的刺激材料。

2) 刺激提示:给患者一个刺激后,患者如无反应、部分反应或错误反应时,应予以提示。提示需注意:①提示的前提:要根据刺激和课题的方式而定,如听理解、书写中出现错误,需规定在多少秒后患者错误反应才给予提示等。②提示的方式:重度患者提示的项目可较多:语音提示、选词提示、描述提示、手势提示、文字提示等;而轻度的患者常只需用单一方式,如词头音或描述。

(3) 治疗课题评价:治疗师对患者每一道课题进行评价。如患者无反应时,要按规定的方法进行提示。正确反应包括在规定的时间内给出正确答案、延迟反应、自我更正,以(+)表示;无反应和错误答案以(-)表示。当患者连续无反应或误答时,题目难度应下降一个等级;当连续 3 次正答率大于 80% 以上时,可进行下一个课题的治疗。

(4) 反馈:治疗师给予患者正强化和负强化。正强化:患者回答正确时,应马上肯定重复患者的答案,并及时给予表扬,或将答案改变另外一种刺激方式进行解释。负强化:当患者出现错误的答案和反应时,应马上进行否定并指出正确答案,但注意言语技巧,不应使患者产生抵触情绪。也还可以对答案进行说明描述和改变刺激条件等。

6. 对症治疗训练实施

(1) 听理解训练

1) 语音辨识:让患者从预先准备好的一段声音中(声音中有语音及自然音的混合),让患者分辨出语音。

2) 听词指图:治疗师将几张图片放在患者前,让患者指出其听到单词的图片。

3) 词语记忆广度扩展:将几张图片摆放在患者面前,治疗时每次说出两个或两个以上的单词,让患者按顺序指出所听到的内容。

4) 句子的理解:将几幅情景画放在患者面前。治疗师用简单的句子描述情景画中的内容,让患者指出相符合的图片。

5) 执行口头指令:从短句开始,如:"请点头。"慢慢过渡到长句和复合句。

(2) 口语表达训练

1) 以自动语为线索进行训练:诗词、数数、唱熟悉的歌曲等。通过这种机械、自动语言引导出口语的表达。

2) 使用反义词、关联词、惯用语:

例:反义词:如男—女、上—下;

关联词:饭和汤、盆和碗。

3)复述:根据患者障碍程度选择复述的内容。直接复述(字、词、词组、短句、复合句)、看图或实物复述、重复复述、延迟复述。

4)命名训练:用图片或实物让患者命名。如有困难,可给予词头音、选词等提示。

5)叙述训练:对于轻度口语表达障碍的患者,可以进行情景画、提问叙述等训练,如患者在过程中出现错误,不要中断患者给予纠正,应在叙述完成后给予纠正。如患者出现叙述困难而中断时,可给予提示,让其继续。

6)失语法的训练:在口语表达中,利用促进语法结构建立的技术(如刺激法),也可利用再教的方法,像初学汉语一样,先易后难,循序渐进。

7)日常生活能力交流训练:需根据患者的实际情况进行,用患者所熟悉的人和事物进行训练。

(3)阅读训练

1)视觉匹配作业:选择一些词卡,让患者选择字形相同的词。

2)单词的阅读理解:词卡与图匹配、听单词指出相应词卡、词汇分类、词义联系均可进行训练。

例:词义联系:将语义有联系的词语连线。

杯子	足球
铅笔	茶壶
篮球	橡皮
太阳	月亮

3)单词的朗读:出示每张词卡,反复读给患者听,然后鼓励患者一起朗读,最后让患者自己朗读。

词卡:苹果　吃饭　睡觉　回家

4)句子的理解:当患者可以阅读理解常见词汇后,可以通过执行文字指令、词语短语匹配作业、组句等进行训练。

例:执行文字指令:请把书拿过来。

　　　　　　　请闭上你的左眼。

组句:今天　真好　天气

　　　去　一家人　他们　寒假　旅游　国外

5)句子的朗读:利用句子卡,按单词朗读的要领练习,由慢向快、由短到长增加难度。

6)篇章的理解:给患者准备短文,让患者默读,就其内容进行提问。

7)篇章的朗读:从报刊、小说等选择患者感兴趣的内容,同声朗读,后鼓励患者自己朗读。每日均应坚持,反复练习。

(4)书写训练

1)抄写:适合重度书写障碍、非利手书写者、失用症、智力障碍等。抄写的内容从易到难,循序渐进。

例:姓名:张三＿＿＿＿＿＿

2)提示书写阶段:适合中度书写障碍者。要求患者按照要求进行书写。

例:姓名＿＿＿＿＿＿　职业＿＿＿＿＿＿

3)自发性书写:适合轻度书写障碍。可要求患者看到物品写出单词、写出完整的句子、记日记、写信等。

例：今天中午我 _____

【实训评价】

1. 训练中患者是否配合、注意力是否集中。

2. 学生是否沟通有效，操作是否正确。

3. 学生是否掌握了失语症训练的方法。

【注意事项】

1. Schuell 的多途径语言刺激：以听觉刺激为主，但要包括其他多途径刺激方式。

2. Schuell 的语言刺激要适当：正确率在 60%～80%，可初步判定难度适当；在 50% 以下，应降低难度；在 90% 以上，应增加难度。

3. Schuell 反馈：训练中多使用正反馈强化正确反应。尽量避免负反馈，当患者出现反应不正确时，尽量调整刺激，修正刺激或增加提示，诱导出正确反应。

4. 要遵循由易到难、循序渐进的原则。

5. 训练题目结合患者的具体情况、日常交流需要。

（欧阳静明）

实训 3　语言发育迟缓的康复评定

【实训目的】

1. 掌握语言发育迟缓的康复评定技术。

2. 熟悉评定有关器械的实际操作。

【实训准备】

1. 学生　衣着规范，洗手，了解患者病情、语言及心理行为状况、理解和配合能力。

2. 器械　构音、语言发育迟缓工具箱（障碍帽子、鞋、牙刷、小毛巾、玩具娃娃、电话-听筒、鼓槌-鼓、小茶壶-茶杯、剪刀、语言发育迟缓检查记录表）。

3. 环境　$10～15m^2$ 的检查用房间，一张儿童用言语治疗台和两把椅子，整洁安全、光线适中。

4. 患者　了解语言评定目的、步骤及配合要点。

【实训学时】　1 学时。

【实训方法与结果】

（一）实训方法

首先由老师演示和讲解操作方法，然后学生 2 人一组，根据病例轮流进行角色扮演，相互操作，带教老师巡回观看分组指导。可请两名学生进行回示，其余进行观摩评议。S-S 评价法之阶段 2、阶段 3 的 A 项检查操作流程如下：

1. 阶段 2-1　事物：帽子、鞋。检查者拿出帽子放在检查桌上说："帽子戴哪儿？"，患者拿起帽子戴在头上；检查者拿出鞋放在检查桌上说"鞋穿在哪儿？"，患者试图拿鞋穿在脚上。

2. 阶段 2-2　事物：玩具娃娃、帽子、鞋。检查者把娃娃放在桌上，把帽子放在患者面前，说"给娃娃戴帽子"；把鞋放在患者面前，说"给娃娃穿鞋"。

3. 阶段 2-3　事物：玩具娃娃、帽子、鞋。检查者把娃娃放在桌上，将帽子、鞋放在患者面前,检查者拍拍娃娃的头说"帽子",患儿试图将帽子戴在娃娃的头上;检查者把娃娃脚伸到前面并说"鞋",患者试图把鞋穿在娃娃脚上。

4. 阶段3-1 事物:帽子、鞋。将帽子、鞋摆在患者面前,检查者说"帽子"同时拍拍自己的头,患者拿起帽子或递给检查者帽子;检查者拍拍自己的脚并说"鞋",患者拿起鞋或者递给检查者鞋。

5. 阶段3-2 事物:帽子、鞋。将帽子、鞋摆在患者面前,检查者说"帽子",患者拿起帽子或递给检查者帽子;检查者说鞋,患者拿起鞋或者递给检查者鞋。

6. 整理记录 询问检查者感受,告知注意事项,记录评定结果,整理床铺,洗手。

（二）实训结果

1. 学会了语言发育迟缓的S-S评价法(A项检查)。

2. 明确了患者语言发育迟缓的类型。

【实训评价】

1. 整个评价过程患者是否配合、安全,有无不适。

2. 学生是否沟通有效、操作是否得当、轻稳节力。

3. 学生是否掌握了S-S评价法。

【注意事项】

1. 患儿的态度与检查者的说话方式和态度 尽量使患儿在自然状态下接受检查,对患儿说话要亲切自然,让患儿在舒适的状态下接受检查。

2. 终止检查 有时患儿出现拒绝或者不配合检查的局面,要尽量调整,如实在不配合,应暂停,待患儿配合时再继续做检查。

3. 检查时间 自开始检查到结束需要两周时间,可以分次完成检查。

（温优良）

实训4 语言发育迟缓的康复治疗

【实训目的】

1. 掌握语言发育迟缓的康复治疗方法。

2. 掌握语言发育迟缓的训练计划制定。

3. 熟悉康复治疗有关器械的使用方法。

【实训准备】

1. 学生 衣着规范,洗手,了解患者病情、语言及心理行为状况、理解和配合能力。

2. 器械 图片、镶嵌板、益智玩具(积木、小动物、串珠珠、图形玩具、彩色小球)、小喇叭。

3. 环境 安静、宽敞、明亮的训练室,儿童专用训练桌、训练椅。

【实训学时】 1学时。

【实训方法与结果】

（一）实训方法

首先由老师演示和讲解操作方法。然后学生2人一组,根据病例轮流进行角色扮演,相互操作,带教老师巡回观看分组指导。可请两名学生进行回示,其余进行观摩评议。最后由老师总结并布置作业。

1. 注意力的训练 主要进行听觉注意训练;采用彩色小球进行视觉追踪训练,触觉注意训练;注意的保持与记忆训练:通过游戏完成记忆与记忆的转化训练。

2. 交流态度和交流能力的训练 可采用玩具吸引儿童进行对视游戏训练;交换使用身体动作来表达自己的要求进行交往能力的训练;利用互动游戏训练完成交流训练。

3. 言语符号与指示内容关系的训练 分5个不同阶段进行不同的相应训练,例如感觉和动作结合玩具的训练、匹配和选择训练、情景模式手势符号训练、事物和物品之间手势符号训练、扩大词汇量的训练、语句训练、语句的逻辑关系能力的训练。

4. 文字训练 分别进行文字字形的辨别训练、文字符号与字意的结合训练、文字符号与音声符号的结合训练、文字符号与意义、声音的构造性对应结合的训练等。

5. 儿童语言环境的调整 建立良好的家庭人际关系,让儿童生活在和谐、温馨、健康的环境中。

6. 整理记录 询问检查者感受,告知注意事项,记录训练结果,整理床铺,洗手。

（二）实训结果

1. 学会了语言发育迟缓的康复治疗方法。

2. 掌握了语言发育迟缓训练有关器械的使用。

【实训评价】

1. 整个治疗过程患者是否配合、安全,有无不适。

2. 学生是否沟通有效,治疗操作是否得当、轻稳节力。

3. 学生是否重点掌握了言语符号与指示内容关系的训练方法。

【注意事项】

1. 个别训练时,最好要在安静、宽敞、安全、充满儿童所喜爱的气氛的训练室中进行。集体训练可在布置好的训练室内或室外进行。

2. 家属可在训练室或观察室内进行训练场面的见习,也可以充当介助者。

3. 治疗时间 尽量把训练定在上午,每次训练时间为半小时至1小时左右。

（温优良）

实训5 构音障碍的康复评定

【实训目的】

1. 构音障碍的有无、种类和程度判定。

2. 原发疾病及损伤部位的确定,为制订治疗计划提供依据。

【实训准备】

1. 学生 衣着规范,消毒手,了解患者病情、清洁口腔,做每项检查前应向对方解释检查目的,取得患者理解和配合。

2. 房间及设施要求 房间内应安静,没有可能分散注意力的物品,光线充足、整洁安全、温湿度适宜。

3. 检查用具 单词检查用图卡50张、记录表、指套、压舌板、笔式手电筒、长棉棒、卫生纸、消毒纱布、吸管、录音机、鼻息镜、叩诊锤。上述检查物品应放小手提箱内。

4. 准备好签字笔 按构音器官检查记录表和构音器官检查方法的要求记录。

【实训学时】 2学时。

【实训方法与结果】

（一）实训方法

首先由老师演示和讲解操作方法。然后学生 2 人一组,根据病例轮流进行角色扮演,相互操作,带教老师巡回观看分组指导。可请两名学生进行回示,其余进行观摩评议。最后由老师总结并布置作业。操作方法与步骤如下:

1. 核对解释　核对患者姓名,说明构音障碍的评定目的、步骤及配合要点。

2. 会话　可以通过询问患者的姓名、年龄、职业等,观察是否可以说,音量、音调变化是否清晰,有无气息音、粗糙声、鼻音化、震颤等。一般 5 分钟即可,需录音。

3. 单词检查　此项由 50 个单词组成(实训表 5-1),根据单词的意思制成 50 张图片,将图片按记录表中词的顺序排好或在背面注上单词的号码,检查时可以节省时间。50 个词检查结束后,将查出的各种异常标记在下一页以音节形式出现的表上,音节下面的第一行数字表示处于前页第一音节的单词号码,第二行(在虚线之下)为处于第二音节的单词号,依此类推。

实训表 5-1　构音障碍单词检查表

踢足球	穿衣	背心	布鞋	草帽	人头	围巾	脸盆	热水瓶
牙刷	茶杯	火车	碗筷	小草	大蒜	衣柜	沙发	手电筒
自行车	照相机	天安门	耳朵	台灯	缝纫机	电冰箱	书架	太阳
月亮	钟表	母鸡	歌唱	女孩	熊猫	白菜	皮带	短裤
划船	下雨	摩托车	擦桌子	知了	绿色	黄瓜	牛奶	西红柿
菠萝	扫地	开车	圆圈	解放军				

4. 音节复述检查　此表是按照普通话发音方法设计,共 140 个音节,均为常用和比较常用的音节,目的是在患者复述时,在观察发音点的同时注意患者的异常构音运动,发现患者的构音特点及规律。方法为检查者说一个音节,患者复述,标记方法同单词检查,同时把患者异常的构音运动记入构音操作栏,确定发生机制,以利制订训练计划。

5. 文章水平检查　通过在限定连续的言语活动中,观察患者的音调、音量、韵律、呼吸运用。选用的文章通常是一首儿歌,患者有阅读能力者自己朗读,不能读的由复述引出,记录方法同前。

6. 构音类似运动检查　依照普通话的特点,选用有代表性的 15 个音的构音类似运动,如[f]（f）、[p]（b）、[p']（p）、[m]（m）、[s]（s）、[t]（d）、[t']（t）、[l]（l）、[k]（g）、[k']（k）、[x]（h）等,[国际音标]（汉语拼音）。

7. 结果分析　将前面单词、音节、文章、构音运动检查发现的异常分别记录加以分析,确定类型,共 9 个栏目,下面分别说明:

（1）错音:是指发什么音时出现错误。

（2）错音条件:在什么条件下发成错音。

（3）错误方式:所发成的错音方式异常。

（4）一贯性:包括发声方法和错误。

（5）发声方法:发音错误为一贯性的以"＋"表示,非一贯性也就是有时正确者以"－"表示。

（6）错法:错误方式与错音是一致的,以"＋"表示,各种各样以"－"表示。

（7）被刺激性：以音节或音素形式进行提示，能纠正构音错误的为有被刺激性，以"＋"表示，反之为无被刺激性，以"－"表示。

（8）构音类似运动：可以完成以"＋"表示，不能完成以"－"表示。

（9）错误类型：根据目前所了解的构音异常，共总结出 26 种类型集中在方框内，经前面检查分析，依异常特点从中选一项或几项相符类型，填入结果分析表的错误类型栏内。

（二）实训结果

1. 把患者的构音障碍评估结果归纳分析。

2. 构音障碍评定结果制订训练计划。

【实训评价】

1. 构音障碍评估过程患者是否配合。

2. 学生是否沟通有效，操作是否得当。

3. 学生是否掌握了构音障碍评估的技巧和操作方法。

【注意事项】

1. 房间内应安静，尽量桌子上别放会分散患者注意力的物品。

2. 患者应在配合情况下进行检查，尽量放松。

3. 椅子的高度以检查者与患者处于同一水平为准。

4. 检查时，检查者与患者可以隔着训练台相对而坐；也可以让患者坐在训练台的正面，检查者坐在侧面。

5. 充分调动患者的积极性和自信心。

6. 每次评估前准备好评估用品。

（颜海霞　袁旭美）

实训 6　构音障碍的康复治疗

【实训目的】

1. 构音障碍治疗的目的是促进患者发声说话。

2. 使构音器官重新获得运动功能。

【实训准备】

1. 房间及设施　房间内应安静，没有可能分散注意力的物品，光线充足、整洁安全、温湿度适宜。

2. 调整坐姿　尽可能取坐位。

3. 学生　衣着规范洗手，了解病情、取得患者理解和配合能力。

4. 训练工具　吸舌器、压舌板、吸管、杯子、振动棒、冰棒、哨子、蜡烛、纸巾等。

5. 解释　向患者说明训练的目的、方法和注意事项，充分取得患者的配合。

【实训学时】　2 学时。

【实训方法与结果】

（一）实训方法

首先由老师演示和讲解操作方法。然后学生 2 人一组，根据病例轮流进行角色扮演，相互操作，带教老师巡回观看分组指导。可请两名学生进行演示，其余进行观摩评议。最后由老师总结并布置作业。操作方法与步骤如下：

1. 核对解释　核对患者姓名,说明构音障碍的治疗目的、步骤及治疗要点。

2. 放松训练　放松部位主要有足、腿、臀部的放松,腹胸和背部的放松,手和上肢的放松,肩、颈和头部的放松。这些活动不必严格遵循顺序,可根据患者的情况,把更多的时间花在某一部位的活动上。

3. 呼吸训练

(1)调整坐姿:躯干挺直,双肩水平,头部中立位。如患儿年龄小又不能坐稳,可将患儿放入坐姿矫正椅中,四周用毛巾垫好,尽量使孩子保持正确的体位进行训练。如果患儿呼气时间短,可采取卧位进行训练。

(2)训练方法

1)上臂运动:做上肢外展和扩胸运动同时进行呼吸训练或发声训练。

2)延长呼气时间和增加呼气力量:在呼气末轻压患者腹部。

3)增加气流:可以做吹乒乓球、吹哨子、吹蜡烛、吹纸片、吹羽毛的练习。

4. 构音运动训练

(1)下颌运动训练

1)当出现下颌的下垂或偏移使双唇不能闭合时,用手拍打下颌中央部位和颞、颌关节附近的皮肤。

2)把左手放在患者的颌下,右手放在头部,左手用力协助下颌的上举和下拉运动,逐步使双唇闭合。

(2)舌、唇运动训练

1)训练患者唇的展开、闭合、前突和后缩运动。

2)舌的前伸、后缩、上举和侧方运动等。重症患者如无法主动完成,可利用压舌板和手法帮助完成以上运动。

3)用冰棉棒、冰块对面部、口唇和舌进行刺激,每次1~2分钟,每日3~4次。

4)用刷子快速地刺激(5次/秒)双唇。

5)用小勺子把食物放在双唇前,让患儿用唇将食物吸入口内,通过变化食物种类加强训练难度。

5. 下颌和双唇联合运动　先咀嚼运动,待巩固后,再做咀嚼的同时发声,然后在咀嚼时说单词来进行训练。

6. 软腭抬高运动训练

1)用力叹气促进软腭抬高。

2)"推撑疗法",即两手掌相对推。

3)重复发爆破音与开元音"pa、da";重复发摩擦音与闭元音"si、shu";重复发鼻音与元音"ma、ni"。

4)发音时将镜子、手指或纸巾放在鼻孔下观察是否漏气。

7. 发音训练

(1)发音启动

1)当喉紧张出现嘶哑时,可做局部按摩和放松动作,也可让患者处在很轻松的打呵欠状态时发声,因为打呵欠时可以完全打开声门而停止声带的过紧内收。另外可以训练患者随着"h"的音发音,是由于此音是声带外展引起的。在进行上述练习时要求患者尽力用嘴呼气,然后继续连续发音。

2)进一步促进发音启动的方法是:深吸一口气,在呼气时咳嗽,然后逐渐将咳嗽变为发元音。一旦发音建立,应鼓励患者大声叹气,促进发音。

(2)持续发音:当患者能够正确启动发音后可进行持续发音训练。一口气尽可能长时间地发元音,用秒表记录持续发音时间,最好能够达到15~20秒。

(3)音量控制:可以利用电子琴训练,将音量由高至低进行调节。也可数数,音量由小到大,然后由大到小,或音量一大一小交替。

(4)鼻音控制训练:鼻音过重是由于软腭运动减弱,腭咽部不能适当闭合而将鼻音以外的音发成鼻音,在脑瘫儿中常见。这种情况会明显降低清晰度而难以交流。治疗师可以采用引导气流通过口腔的方法。

1)鼓腮:深吸气,鼓腮,保持数秒,然后呼出。

2)引导气流通过口腔:将直径不同的吸管放在口中,以吹蜡烛、吹喇叭、吹哨子等。

3)腭托的使用:当重度构音障碍的患者鼻音过重训练后,仍无明显改善时,可以使用腭托。

8. 正音训练及补偿

(1)正音训练:正音训练由易到难,根据患者个人具体情况来选择,患者发音时照镜子,便于及时纠正自己的发音动作。

1)鼓励患者看治疗师的发音动作,练习发[b]音。

2)双唇紧闭,鼓腮,使口腔内气体压力升高,在发音的同时突然让气体从双唇爆破而出。

3)朗读由[b]开头的绕口令。例如:白石白又滑,搬来白石搭白塔。白石塔,白石搭,白石搭白塔,白塔白石搭。搭好白石塔,白塔白又滑。

(2)补偿技术:在患者不能完全准确的发音时,可以让患者学习发音补偿以便使语音接近正常和能被他人听懂。

9. 言语节奏训练　借助电子琴等乐器让患者随音乐的变化训练音调和音量,也可用"可视语音训练器"。节律训练可以使用节拍器,设定不同的节律和速度,患者随节奏纠正节律异常。

(1)重音与节奏训练

1)呼吸控制:可使重音和轻音显示出差异,从而产生言语的节奏特征。

2)和节拍朗诵:治疗师用手敲打桌子,患者随着节拍朗读诗歌,可以帮助患者控制言语节奏。

3)日常对话中进行重音训练:让患者在日常对话中练习重音。

如:"谁今天去动物园?"

"我今天去动物园。"(不是别人)

"你什么时候去动物园?"

"我今天去动物园。"(不是明天)

"你今天去不去动物园?"

"我今天去动物园。"(不是不去)

4)重音标记后朗诵:治疗师将日常用语或短文标出重音,让患者朗读有重音标记的日常用语和短文,出现错误及时纠正。

(2)语调训练　先给患者解释不同的感情需要不同的语调表达,然后示范,让患者模仿不同的语调,传递不同的情感。

1）可用下列语句练习语调表达不同感情,如兴奋、高兴、生气、失望、鼓励。

如:"明天要发工资了,我好兴奋。"

"我放假要回家看奶奶,真开心!"

2）练习简单陈述句、命令句的语调,这些语句要求在句尾用降调。

如:"学生都在教室里上课。"

"妈妈带孩子到动物园去玩。"

3）练习疑问句,这些语句要求在句尾用升调。

如:"你喜欢游泳吗?"

"这是你爷爷吗?"

10. 口腔知觉训练　对于存在构音障碍的脑瘫儿童,治疗人员可以使用各种形状的较硬的物体和食物,对其舌和口腔进行刺激,以改善患儿口腔内的知觉。但需要注意的是对认知能力较差的患儿,训练时要注意防止其将训练物误咽。

11. 替代言语交流方法的训练　进行沟通板的设计,并训练患者使用沟通板。画图板适用于文盲、半文盲和一些无阅读能力的患者。词板和句子板适用于有一定文化程度和运动能力的患者。可随着患者沟通水平的提高,及时调整和增加沟通板上的内容。设计沟通板要注意根据患者水平选择沟通板上内容,当患者可以阅读文字时,可以由图片过渡到词语板。

（二）实训结果

1. 掌握构音障碍治疗的措施。

2. 让患者学会了构音训练方法与技巧。

【实训评价】

1. 构音障碍训练的过程患者是否配合、有无不适。

2. 学生是否与患者有效的沟通,方法是否得当。

3. 学生是否掌握了构音障碍训练的操作流程及训练技巧。

【注意事项】

1. 房间内应安静,尽量桌子上别放会分散患者注意力的物品。

2. 患者应在配合情况下进行训练,尽量放松。

3. 训练前准备　每次训练前准备好训练用品,根据患者的评价及上次训练的反应,制订具体的训练计划。

4. 训练时间　每周3~5日(慢性期每周1~3日),每日1~2次,每次30~60分钟,耐受力差者也可以15~20分钟开始。

5. 治疗师的态度对患者要充分理解、尊重患者人格、让患者对自身障碍有正确的认识。

6. 注意正面引导,避免直接否定患者,充分调动患者的积极性和自信心,提高训练欲望。

（颜海霞　袁旭美）

实训 7　语畅障碍的康复评定

【实训目的】

1. 发现患者是否存在口吃以及口吃的言语症状。

2. 了解影响患者口吃的各种因素。

3. 制订治疗计划、评定治疗效果。

【实训准备】

1. 物品　口吃检查、评价与结果记录表；名词、动词图片；情境图卡、儿童玩具等。

2. 环境　房间安静整洁、光线、通风良好,温度适宜。

【实训学时】　2学时。

【实训方法与结果】

（一）实训方法

1. 核对患者姓名,说明口吃评定的目的及评定相关内容,取得患者及患者家属的配合。

2. 针对学龄前儿童　①询问口吃儿童的父母;②评定者和儿童直接进行谈话,或者观察口吃儿童和其父母的谈话;③根据口吃儿童的年龄选10～20张动词和名词的图片,让孩子给予命名或动作描述;④选用一些简单和复杂的情景画图片,通过一定的时间观察后让孩子用语言描述图片内容,必要时可用一两句提示语以引导孩子来完成;⑤可复述一篇小短文。

3. 针对学生期与成人期患者　①谈话;②通过提问以了解口吃者在回答问题时说话状态及口吃的状态;③对单词、字卡的朗读及句子卡片的朗读;④通过对名词、动词的命名和情景画图片的描述来了解口吃者对不同层级语句中口吃的表现和数量;⑤情境描述;⑥复述及一起复述;⑦主要在进行以上评定时,观察患者对特定的语音是否有口吃预感及其表现形式。

4. 口吃检查、评价与结果记录表。见实训表7-1。

实训表7-1　口吃检查、评价与结果记录表

检查日期:　　　年　　月　　日

检查时间:

检查者姓名:

1. 基本情况:

　　姓名:　　　　　　　　　　　　　性别:

　　出生年月日:　　　　　　　　　　年龄:

　　职业或学校:

　　幼儿园或托儿所:

　　住址:

　　家庭成员:

　　近亲中是否有类似疾患:

2. 主诉:

3. 口吃以外的障碍:

　　(1)　　　　　　　　　　　　　　发病年龄:

　　(2)　　　　　　　　　　　　　　发病年龄:

　　(3)　　　　　　　　　　　　　　发病年龄:

　　(4)　　　　　　　　　　　　　　发病年龄:

4. 生长史、口吃史、现病史:

　　(1)生长史(包括发育方面、环境方面、既往史):

续表

（2）口吃史的总结：

（3）现在口吃状态以及对口吃的态度：

（4）其他专科检查结果：

（5）检查及观察小结：

1）交流态度：

2）语言行为：

3）非语言行为（游戏、非语言行为中智力发育情况，日常生活行为等）：

4）运动发育（身体发育、粗大运动、精细运动发育等）：

5）发音说话器官的形态及功能（发声、持续呼吸、舌运动等）：

6）口吃症状的评价及小结：

7）口吃特征：

   a. 言语症状：

   b. 伴随症状：

   c. 努力性：

   d. 情绪性反应：

8）引起口吃的场面：

9）是否有可变性：

   a. 一贯性：

   b. 适应性：

10）预感口吃发生的自我判断：

11）促进口吃的原因：

   a. 本人方面的条件：

   b. 环境方面的条件：

（二）实训结果

1. 患者具有口吃的症状表现。

2. 为患者制订相应的口吃康复治疗计划。

【实训评价】

1. 学生在进行口吃评定过程中操作是否恰当、准确。

2. 学生与患者及患者家属的沟通是否得当，取得理解。

3. 学生是否能够根据评定结果制订相应的口吃治疗方案。

（李婉莹）

实训 8　语畅障碍的康复治疗

【实训目的】

1. 阻止患者螺旋式上升的情绪反应。

2. 减轻情绪性反应的强度和复杂性，建立放松的交流态度。

3. 学习有效的交流技巧，引导患者由非流畅性语言向正常的流畅性语言过渡。

【实训准备】

1. 物品　节拍器、录音机、儿童歌曲、鼓或电子琴、图片、图卡、玩具等。

2. 环境　可在言语治疗室内进行,也可在生活场景中进行。

【实训学时】　1 学时。

【实训方法与结果】

（一）实训方法

1. 学龄前儿童的口吃治疗

（1）呼吸训练:做不需要说话的活动,如父母、小孩、医生背对背坐着,放松(不是"睡眠休息"),看着天花板,即轻松地吸气、呼气,不改变正常的呼吸模式。放松后,再以极小呼气量轻柔地呼出气体。同样有效的技巧是儿童和父母做一种慢慢移动海龟的游戏。在牛皮纸上画一条路,一座小山,海龟轻轻地从山上滑下来,徐徐地移动。

（2）速度、节律训练:缓慢说出 15～25 个单词的游戏。若儿童喜欢唱歌,可以用一些词或音节唱歌,唱歌时可以用拍手或用木勺敲击塑料碗以获得节律效应,节拍手段应多样化。也可以利用敲鼓来训练节律。

（3）控制音量:为了减轻口吃,我们让儿童轻柔地说话,虽然这样可能会导致轻微多次阻塞或重复现象,但是没有气流中止的阻塞现象,这样口吃就有所改善。

（4）语音训练:一般情况下,元音、浊辅音、清辅音会对口吃儿童说话时口吃产生影响,词的起始音与终止音对喉功能也能造成影响。因此许多口吃儿童当遇到起始音为元音或双元音时,口吃更加严重,有时发起始词困难,出现停顿现象。

（5）放松训练:治疗师可一边轻轻按摩其腹部,一边说"保持你的肚子软软的",即可达到放松的目的。

（6）反馈:治疗师和父母在治疗过程中尽量多用称赞性的话语,让儿童感到不必费力说话,我们也能参与他的谈话。

2. 学生期与成人期口吃的治疗

（1）语速与韵律训练:对于语速非常快的口吃者可以用节拍器控制语速,一般从每分钟40 节拍开始训练,逐渐提高速度。

（2）齐读训练:治疗师与患者同时进行同一内容的朗读。

（3）听觉反馈仪器的训练:运用录音装置通过耳塞重现说话声音或变频声音反馈给口吃者,会使患者的言语流利性得到提高。但是这种方法只对部分口吃者有效,而且应在医生的指导下应用。

（4）其他治疗方法:如呼吸训练、心理训练等。

（二）实训结果

1. 通过对患者进行一段时间口吃的治疗,患者的口吃程度有所减轻。

2. 减轻或消除了患者的情绪性反应,建立了放松的交流态度。

3. 使患者学会了有效的交流技巧。

【实训评价】

1. 是否在治疗时按照评定的结果,为患者制订相应的治疗方案。

2. 在口吃的治疗过程中,操作方法是否得当。

3. 是否给患者及患者家属布置家庭作业。

（李婉莹）

实训9　吞咽障碍的康复评定

【实训目的】

1. 熟练掌握临床吞咽检查和吞咽器械检查的评定流程、操作方法、注意事项。

2. 区别各种吞咽评定方法的优缺点，在今后的实习工作中能准确挑选一、两种简单有效的吞咽评定方法。

3. 正确区分吞咽障碍患者主要的吞咽障碍存在部位。

【实训准备】

1. 物品　饮用水、杯子、匙羹、量杯、压舌板、各种性状的食物、20%或76%的泛影葡胺溶液或钡剂。

2. 器械　一台带有录影功能的X线机。

3. 环境　一套桌椅，安静的治疗室。

【实训学时】　2学时。

【实训方法与结果】

（一）实训方法

1. 饮水试验

（1）取量杯量30ml饮用水待用。

（2）让患者一口喝下，然后观察和记录饮水时间、有无呛咳、饮水情况等。

2. 电视荧光放射造影吞咽功能检查（VFSS）

（1）检查前：①清洁口腔、排痰、适当的口腔内按摩、颈部旋转运动、发声、空吞咽等吞咽准备运动；特殊情况外，最好把鼻饲管拔去进行检查。因为鼻饲管会影响食物运送速度，影响观察。②调制造影食物备用。③将患者置于X线机床上，摆放适当体位。标准的操作是患者在直立位上进行，不能站立的患者，需要固定带固定。

（2）检查时：①进食显影食物：每口的食物量一般由1ml起，逐渐加量，原则上先液体、后糊状和固体，从一匙开始，如无问题逐渐加量。②观察并录像：一般选择正位和侧位观察其左前或右前30°直立侧位，颈部较短者此位可更清晰地观察造影剂通过环咽肌时的开放情况。观察不同性状食物是否产生异常症状，发现障碍后，用哪种补偿方法有效。补偿方法包括调节体位、改变食物性态、清除残留物等。

（3）主要观察的信息

1）正位像：主要观察会厌谷和单侧或双侧梨状窝是否有残留，以及辨别咽壁和声带功能是否不对称。

2）侧位像：主要确定吞咽各期的器官结构与生理异常的变化。包括咀嚼食物、舌头搅拌和运送食物的情况、食物通过口腔的时间、舌骨和甲状软骨上抬的幅度、腭咽和喉部关闭情况、时序性、协调性、肌肉收缩力、会厌放置、环咽肌开放情况、食物通过咽腔的时间和食管蠕动运送食团的情况等。还要观察是否存在食物滞留、残留、反流、溢出、渗漏、误吸等异常情况。

（二）实训结果

1. 饮水试验　记录饮水时间、有无呛咳、饮水情况，然后根据其情况判断饮水试验分级。

2. 电视荧光放射造影吞咽功能检查（VFSS）　主要观察的信息如下。

（1）正位像：主要观察会厌谷和单侧或双侧梨状窝是否有残留，以及辨别咽壁和声带是否不对称。

（2）侧位像：主要确定吞咽各期的器官结构与生理异常的变化。包括咀嚼食物、舌头搅拌和运送食物的情况、食物通过口腔的时间、舌骨和甲状软骨上抬的幅度、腭咽和喉部关闭情况、时序性、协调性、肌肉收缩力、会厌放置、环咽肌开放情况、食物通过咽腔的时间和食管蠕动运送食团的情况等。还要观察是否存在食物滞留、残留、反流、溢出、渗漏、误吸等异常情况。

【实训评价】

1. 饮食试验是一项非常简单实用的判断患者吞咽情况最常用的方法，在临床当中被广泛使用，所以要求每个学生应知应会。

2. 电视荧光放射造影吞咽功能检查（VFSS）对于实验器材要求比较高，但基于它被认为是吞咽障碍检查的"理想方法"和诊断的"金标准"，所以要求学生了解其具体的操作过程，掌握如何根据造影检查的结果判定患者的吞咽情况。

（方林梅）

实训 10　吞咽障碍的康复治疗

【实训目的】

1. 掌握临床吞咽障碍康复治疗最常用的治疗方法：呼吸训练、口颜面肌群的运动训练、腭咽闭合训练、感觉刺激、摄食直接训练、电刺激等。

2. 对于不同的吞咽障碍的患者能制定不同的治疗方案，在制定治疗方案中，能清楚了解各项治疗的风险和益处，有权衡利弊的能力。

【实训准备】

1. 学生　衣着规范，熟悉吞咽障碍治疗的理论知识。

2. 工具　沙袋：1kg、2kg 等、压舌板、棉签、冰块（冰棉签）吸舌器、Vital Stim 电刺激治疗仪

【实训学时】　2 学时。

【实训方法与结果】

1. 呼吸训练

（1）缩口呼吸：用鼻吸气，缩拢唇呼气（或缩拢唇发"u"音）。

（2）腹式呼吸：患者屈膝卧位，治疗师将手放在患者的上腹部，让患者用鼻吸气，以口呼气，并在呼气结束时在上腹部稍加压力，让患者以此状态吸气。单独练习时，可在患者上腹部放 1kg 的沙袋，体会吸气时腹部膨胀，呼气时腹部凹陷的感觉。卧位腹式呼吸熟练掌握后，可转为坐位练习，最后将腹式呼吸转换为咳嗽动作。

（3）强化声门闭锁：患者坐在椅子上，双手支撑椅面做推压运动和屏气，此时胸廓固定、声门紧闭。然后，嘱突然松手，声门打开、呼气发声。

2. 口颜面肌群的运动训练

（1）下颌的运动训练

1）下颌开合：把口张开至最大，维持 5 秒，然后放松；重复做 5 次。

2）下颌向左/右移动：把下颌移至左（右侧），维持 5 秒，然后放松；或做夸张的咀嚼动作，

重复做 5 次。

3）张开口说"呀"，动作尽量夸张，然后迅速合上。重复做 10 次。

4）下颌肌痉挛的训练方法：牵张方法，小心将软硬适中的物体插入患者切齿间令其咬住，渐渐牵张下颌关节使其张口，持续数分钟至数十分钟不等。轻柔地按摩咬肌：可降低肌紧张。

（2）唇的运动训练

1）闭唇：闭紧双唇，维持 5 秒，放松；重复做 5 次。或发"衣"、"乌"音，维持 5 秒，放松；重复 5 次。

2）发"衣"声，随即发"乌"声，然后放松。快速重复 5～10 次。

3）重复说"爸"或"妈"音，重复 10 次。

4）抗阻练习：双唇含着压舌板，或压舌板放嘴唇左（右）面，用力闭紧，拉出对抗嘴唇咬合力，维持 5 秒，放松；重复做 5 次。

5）吹气练习：吹气、吹肥皂泡、吹哨子、吹蜡烛等。

6）唇肌张力低下时的训练方法：用手指围绕嘴唇轻轻叩击；用冰块迅速敲击唇部 3 次；用压舌板刺激上唇中央；令患者在抗阻力下紧闭嘴唇。

（3）舌的运动训练

1）伸、缩舌：把舌头尽量伸出口外，维持 5 秒，然后缩回，放松，重复做 5 次。把舌头尽量贴近硬腭向后缩向口腔内，维持 5 秒，然后放松；重复做 5 次。再进一步用压舌板做抗阻练习。

2）向左、向右伸舌：舌尖伸向左唇角，维持 5 秒，放松，再转向右唇角，维持 5 秒，放松，重复 5 次。再进一步用压舌板做抗阻练习。

3）舌面、舌根抬高：重复说"da"、"ga"、"la"音，各 5 次。

4）环绕动作：用舌尖舔唇一周，重复做 5 次；用舌尖舔两腮内侧及两侧牙龈，重复做 5 次。

5）抗阻训练：伸舌抗阻训练：伸出舌头，用压舌板压向舌尖，与舌尖抗力，维持 5 秒，重复 5～10 次；两侧抗阻训练：把舌尖伸向左、右唇角，与压舌板抗力，维持 5 秒，然后放松，重复 5～10 次。

3. 腭咽闭合的训练

（1）让患者口含着一根吸管（另一端封闭）做吸吮动作，感觉腭弓有上提运动为佳。

（2）两手在胸前交叉用力推压，同时发"ka"或"a"音。或按住墙壁或桌子同时发声，感觉腭弓有上提运动。

（3）寒冷刺激：用冰棉棒刺激腭咽弓，同时发"a"音，每次 20～30 分钟，然后做一次空吞咽，这样可使咽期吞咽快速启动，如引出呕吐反射，则应停止。此训练可起到以下作用：提高对食物知觉的敏感度；减少口腔过多的唾液分泌；通过刺激，给予脑皮质和脑干一个警戒性的感知刺激，提高对进食吞咽的注意力。

4. 感觉促进综合训练

1. 压觉刺激　进食时用汤匙将食物送入口中，放在舌后部，同时增加汤匙下压舌部的力量。

2. 味觉刺激　给患者强烈酸甜苦辣或有较强烈味道的食物，给舌以味觉刺激。

3. 冰刺激　吞咽反射延迟或消失是吞咽障碍患者常见的症状，冰刺激可有效地提高软腭和咽部的敏感度,使吞咽反射容易发生。方法:用冰棉签(用水浸湿棉签后,放在冰箱冷冻室备用)轻触患者软腭、腭弓、咽后壁及舌后部,慢慢移动棉签,左右交替;并让患者做一次空吞咽动作,促进吞咽反射启动;训练时棉签应大范围(上下、前后)、长时间地接触需刺激的部位;每次治疗时间 20 ~ 30 分钟。

5. 摄食直接训练

(1)体位的选择:良好的适应患者的进食体位有利于食团向舌根运送,还可以减少向鼻腔逆流及误吸的危险。

基本原则:最好定时、定量,能坐着不要躺着,能在餐桌上不在床边;不能取坐位的患者至少取躯干 30°仰卧位,头部前屈,喂食者位于健侧。

(2)姿势的选择:改变进食的姿势可改善或消除吞咽误吸症状。

1)头颈部旋转:适用于单侧咽部麻痹患者。方法:头颈部向患侧旋转,此法能关闭该侧梨状窝,使食物移向健侧,也是关闭气道最有效的方法。

2)侧方吞咽:适用于一侧舌肌和咽肌麻痹患者。方法:头部向健侧侧倾吞咽,此法使食团由于重力的作用移向健侧,同时患侧梨状窝变窄能挤出残留物,对侧梨状窝变浅,咽部产生高效的蠕动式运动。

3)低头吞咽:适用于咽期吞咽启动迟缓患者。方法:颈部尽量前屈姿势吞咽。此法可使会厌、咽后壁后移,收窄气管入口,使食团后移避免入喉,有利于保护气道。

4)从仰头到点头吞咽:适用于舌根部后推运动不足患者。作用:颈部后伸时会厌谷变狭小,残留食物可被挤出;接着颈部前屈,形似点头同时做空吞咽动作,可改善舌运动能力不足以及会厌谷残留。

5)头部后仰:适用于食团口内运送慢者。方法:头部后仰并吞咽,训练时要指导患者将食物咀嚼成食团后即刻头部后仰并吞咽,此法能使食团因重力原因向后到达舌根。

6)空吞咽与交互吞咽:适用于咽收缩无力患者。方法:进食后空吞咽或饮少量的水(1 ~ 2ml),此法既能诱发吞咽反射,又能除去咽部残留物。

6. 电刺激治疗

Vital Stim 电刺激治疗仪,是属于神经肌肉电刺激疗法,主要作用是强化肌力,帮助喉提升,增加咽肌收缩的力量和速度,增加感觉反馈和时序性。

(1)适应证:各种原因所致的神经性吞咽障碍患者是该治疗的首选,其次为头颈部肿瘤。

(2)治疗参数:Vital Stim 治疗参数已设定:双向方波,波宽 700 毫秒,输出强度 0 ~ 15mA,频率 30 ~ 80Hz 可调,治疗师根据患者的感觉调节输出强度;根据患者功能障碍的部位有四种电极放置方式;每次治疗时间 30 ~ 60 分钟,每日 1 次,每周 5 次。

【实训评价】

1. 呼吸训练、口颜面肌群的运动训练、腭咽闭合训练、感觉刺激、摄食直接训练、电刺激这些都是临床当中运用最多的治疗方法,也是作为一名合格言语治疗师所必不可少的。

2. 反复的操作可以提高操作的熟练度,熟能生巧。

(方林梅)

参 考 文 献

1. 田莉. 言语治疗技术. 北京:人民卫生出版社,2010.

2. 李胜利. 言语治疗学. 北京:华夏出版社,2010.

3. 王左生. 言语治疗技术. 北京:人民卫生出版社,2010.

4. 王左生,王丽梅. 言语治疗技术. 北京:人民卫生出版社,2014.

5. 李福胜,张婷. 言语治疗技术. 武汉:华中科技大学出版社,2012.

6. 牟志伟. 言语治疗学. 上海:复旦大学出版社,2009.

7. 陈小娟,张婷. 特殊儿童教育与康复文库. 江苏:南京师范大学出版社,2015.

8. 李胜利. 言语治疗学. 北京:人民卫生出版社,2008.

9. 江中立. 人体发育学. 北京:华夏出版社,2011.

10. 全国卫生专业技术资格考试专家委员会. 康复医学与治疗技术. 北京:人民卫生出版社,2013.

11. 黄永望. 实用临床嗓音医学. 天津:天津科技翻译出版公司,2012.

12. 李胜利. 语言治疗学. 北京:人民卫生出版社,2013.

13. 于萍,王荣光. 嗓音疾病与嗓音外科学. 北京:人民军医出版社,2009.

14. 万萍. 言语治疗学. 北京:人民卫生出版社,2012.

目标测试选择题参考答案

第一章

1. E   2. E   3. D   4. A   5. A   6. A   7. A   8. E   9. E   10. C

第二章

1. A   2. E   3. A   4. C   5. C   6. B   7. A

第三章

1. B   2. C   3. E   4. A   5. E   6. B

7. ABCD   8. ABCDE   9. BCDE   10. ABCDE   11. ABCDE   12. ABCD

第四章

1. E   2. C   3. C   4. D   5. C

第五章

1. E   2. E   3. A   4. B   5. B

第六章

1. A   2. B   3. B   4. A   5. B   6. E   7. B   8. C   9. A   10. D

第七章

1. C   2. C   3. C   4. C   5. B   6. B   7. E

第八章

1. D   2. C   3. E   4. B   5. E   6. A   7. D   8. D   9. B   10. A

11. ACE

第九章

1. B   2. A   3. D   4. C   5. A   6. D   7. B   8. B

第十章

1. C   2. E   3. E   4. A   5. A   6. D   7. A   8. C   9. E   10. A

11. C   12. B   13. D   14. E   15. B

《言语疗法》教学大纲

（适用：康复治疗技术专业）

一、课程性质

《言语疗法》是中等卫生职业教育康复治疗技术专业一门重要的专业必修课程。本课程主要内容包括言语治疗的基本概念、基本理论及临床常见言语障碍的康复评估及治疗。其任务是学生通过本课程的学习，树立整体康复的观念，把言语康复的基本思想贯穿在常规康复治疗工作之中；贯彻以康复对象为中心的整体康复理念，理解关爱患者，逐步培养科学严谨的工作作风和态度；掌握言语康复的基本理论知识和操作技能，实现康复对象言语障碍的最大康复和重返家庭、社会的康复目标。

二、课程目标

通过本课程的学习，学生能够达到下列要求：

（一）职业素养目标

1. 具有良好的人文精神，珍视生命，关爱患者，减轻痛苦，维护健康。
2. 具有良好的职业法律观念，医护伦理道德和医疗安全意识。
3. 具有较好的医患交流和合作能力。
4. 尊重患者信仰，理解其人文背景及文化价值观。
5. 具有从事言语治疗工作的健康体质、健全人格，良好的心理素质和社会适应能力。

（二）专业知识和技能目标

1. 掌握言语治疗、言语障碍的概念及言语治疗的原则、途径和注意事项。
2. 熟悉言语发育、产生、交流的基本理论。
3. 了解各种言语障碍的病因、临床表现。
4. 熟练掌握各种言语障碍的康复治疗操作方法和技术。
5. 学会各类言语障碍的康复评估操作方法和技术。

三、教学时间分配

教学内容	课时分配		
	理论	实践	合计
一、总论	2	0	2
二、失语症	2	4	6
三、语言发育迟缓	2	2	4
四、构音障碍	2	4	6

教学内容	课时分配		
	理论	实践	合计
五、嗓音障碍	2	0	2
六、共鸣障碍	2	0	2
七、语畅障碍	2	4	6
八、听力障碍	2	0	2
九、吞咽障碍	2	4	6
十、辅助沟通系统	2	0	2
合计	20	18	38

四、教学内容和要求

单元	教学内容	教学要求	教学与活动参考	参考学时	
				理论	实践
一、总论	（一）引论		理论讲授 多媒体演示	2	0
	1. 言语治疗概念	掌握			
	2. 言语与语言	了解			
	3. 言语障碍	掌握			
	（二）言语基础				
	1. 言语发育过程	熟悉			
	2. 言语产生机制	熟悉			
	3. 言语功能的中枢神经定位	熟悉			
	4. 言语交流过程的神经机制	熟悉			
	（三）言语障碍的康复治疗				
	1. 言语治疗的原则	掌握			
	2. 言语治疗的途径	掌握			
	3. 言语治疗的要求	掌握			
	4. 言语治疗的注意事项	掌握			
二、失语症	（一）概述		理论讲授 多媒体演示 案例分析 角色扮演 情景教学	2	
	1. 失语症的定义	掌握			
	2. 失语症的常见原因	了解			
	3. 失语症的常见言语语言症状	掌握			
	4. 失语症的分类	掌握			
	5. 各类失语症的临床特征	掌握			
	6. 失语症的鉴别诊断	掌握			
	7. 与失语症有关的言语障碍	掌握			
	（二）失语症的康复评定				
	1. 失语症的康复评定目的	掌握			
	2. 失语症的康复评定程序	掌握			
	3. 失语症的常用评定量表	掌握			

续表

单元	教学内容	教学要求	教学与活动参考	参考学时	
				理论	实践
二、失语症	（三）失语症的康复治疗				
	1. 失语症康复治疗适应证及原则	掌握			
	2. 失语症康复治疗的机制及治疗过程	熟悉			
	3. 失语症康复治疗的预后	掌握			
	4. 失语症康复治疗的方法	熟练掌握			
	实训1　失语症的康复评定	熟练掌握	技能实践		2
	实训2　失语症的康复治疗	熟练掌握			2
三、语言发育迟缓	（一）概述		理论讲授多媒体演示案例分析	2	
	1. 语言发育迟缓的定义	了解			
	2. 语言发育迟缓的常见病因	了解			
	3. 语言发育迟缓的临床表现	了解			
	（二）语言发育迟缓的康复评定				
	1. 语言发育迟缓的评定目的	熟悉			
	2. 语言发育迟缓的评定程序	熟悉			
	3. 语言发育迟缓的评定方法	熟练掌握			
	4. 语言发育迟缓评定结果分析	熟悉			
	（三）语言发育迟缓的康复治疗				
	1. 语言发育迟缓的治疗原则	熟悉			
	2. 语言发育迟缓的治疗方法	熟练掌握			
	3. 语言发育迟缓治疗的注意事项	熟悉			
	实训3　语言发育迟缓的康复评定	熟练掌握	技能实践		1
	实训4　语言发育迟缓的康复治疗	熟练掌握			1
四、构音障碍	（一）概述		理论讲授多媒体演示案例分析	2	
	1. 构音障碍的定义	掌握			
	2. 构音障碍的常见病因	了解			
	3. 构音障碍的分类及言语症状	熟悉			
	（二）构音障碍的康复评定				
	1. 构音器官检查	熟悉			
	2. 构音评估	熟悉			
	3. 构音障碍的评定程序	了解			
	（三）构音障碍的康复治疗				
	1. 构音障碍的治疗原则	掌握			
	2. 构音障碍的治疗方法	掌握			
	实训5　构音障碍的康复评定	熟练掌握	技能实践		2
	实训6　构音障碍的康复治疗	熟练掌握			2

续表

单元	教学内容	教学要求	教学与活动参考	参考学时 理论	参考学时 实践
五、嗓音障碍	（一）概述		理论讲授 多媒体演示 案例分析	2	
	1. 嗓音障碍的定义	掌握			
	2. 嗓音障碍的常见病因及临床表现	了解			
	（二）嗓音障碍的康复评定				
	1. 嗓音的主观听感知分析	熟悉			
	2. 嗓音的客观参数测试	熟悉			
	3. 嗓音障碍患者的自我评定	熟悉			
	（三）嗓音障碍的康复治疗				
	1. 嗓音障碍的康复治疗原则	掌握			
	2. 嗓音障碍的康复治疗方法	掌握			
	3. 嗓音障碍的预防与保健	掌握			
六、共鸣障碍	（一）概述		理论讲授 多媒体演示 案例分析	2	
	1. 共鸣障碍的定义	掌握			
	2. 共鸣障碍的常见原因	了解			
	3. 共鸣障碍的临床表现	熟悉			
	（二）共鸣障碍的康复评定				
	1. 口腔共鸣障碍的评定	掌握			
	2. 鼻腔共鸣障碍的评定	掌握			
	（三）共鸣障碍的康复治疗				
	1. 共鸣障碍的康复治疗原则	掌握			
	2. 共鸣障碍的康复治疗方法	掌握			
七、语畅障碍	（一）概述		理论讲授 多媒体演示 案例分析	2	
	1. 口吃的定义	掌握			
	2. 口吃的病因	了解			
	3. 口吃的症状分类	熟悉			
	4. 口吃的症状表现	熟悉			
	（二）口吃的康复评定				
	1. 学龄前儿童口吃的康复评定	熟悉			
	2. 学生期与成人期口吃的康复评定	熟悉			
	（三）口吃的康复治疗				
	1. 学龄前儿童口吃的康复治疗	掌握			
	2. 学生期与成人期口吃的康复治疗	掌握			
	3. 口吃治愈的标准	了解			
	实训 7　语畅障碍的康复评定	熟练掌握	技能实践		2
	实训 8　语畅障碍的康复治疗	熟练掌握			2

续表

单元	教学内容	教学要求	教学与活动参考	参考学时	
				理论	实践
八、听力障碍	（一）概述		理论讲授 多媒体演示 案例分析	2	
	1. 听力障碍的定义	掌握			
	2. 听力障碍的分类与病因	熟悉			
	（二）听力障碍的康复评定				
	1. 行为测听法	熟悉			
	2. 纯音听阈检查法	熟悉			
	3. 听性脑干反应	熟悉			
	4. 辅助检查	熟悉			
	5. 鉴别诊断	熟悉			
	（三）听力障碍的康复治疗				
	1. 听觉训练	掌握			
	2. 聋儿构音训练	掌握			
	3. 言语语言训练	掌握			
	4. 其他治疗	掌握			
	（四）助听器的类别与选配				
	1. 助听器分类	了解			
	2. 助听器验配的适应证	了解			
	3. 助听器验配的程序	了解			
	4. 助听器选配的注意事项	了解			
九、吞咽障碍	（一）概述		理论讲授 多媒体演示 案例分析	2	
	1. 正常吞咽的解剖与生理	熟悉			
	2. 吞咽障碍的定义	掌握			
	3. 吞咽障碍的分类	熟悉			
	4. 吞咽障碍的常见原因	了解			
	5. 吞咽障碍的临床表现	掌握			
	6. 吞咽障碍的不良后果	熟悉			
	（二）吞咽障碍的康复评定				
	1. 临床吞咽检查	熟悉			
	2. 吞咽器械检查	熟悉			
	（三）吞咽障碍的康复治疗				
	1. 康复治疗计划的制定	熟悉			
	2. 康复治疗方法	掌握			
	实训9　吞咽障碍的康复评定	熟练掌握	技能实践		2
	实训10　吞咽障碍的康复治疗	熟练掌握			2

续表

单元	教学内容	教学要求	教学与活动参考	参考学时	
				理论	实践
十、辅助沟通系统	（一）概述		理论讲授 多媒体演示 案例分析	2	
	1. 辅助沟通系统的基本构成	掌握			
	2. 辅助沟通系统的应用	熟悉			
	3. 辅助沟通系统的适应证	熟悉			
	（二）低科技辅助沟通系统				
	1. 病情评估	熟悉			
	2. 低科技辅助沟通系统的选用	掌握			
	3. 沟通符号的选择	掌握			
	4. 沟通词汇的选择	掌握			
	5. 低科技辅助沟通系统的其他选择	掌握			
	6. 低科技辅助沟通系统的使用	掌握			
	（三）高科技辅助沟通系统				
	1. 首页界面	熟悉			
	2. 次页界面	熟悉			
	3. 词汇训练、语句训练与使用	掌握			

五、说明

（一）教学安排

本教学大纲主要供中等卫生职业教育康复治疗技术专业教学使用，第 3 或第 4 学期开设，总学时为 36～38 学时，其中理论教学 20 学时，实践教学 18 学时。学分为 2 学分。

（二）教学要求

1. 本课程对知识部分教学目标分为掌握、熟悉、了解三个层次。掌握：指对基本知识、基本理论有较深刻的认识，并能综合、灵活地运用所学的知识解决实际问题。熟悉：指能够领会概念、原理的基本含义，解释现象。了解：指对基本知识、基本理论能有一定的认识，能够记忆所学的知识要点。

2. 本课程重点突出以岗位胜任力为导向的教学理念，在技能目标方面分为熟练掌握和学会两个层次。熟练掌握：指能独立、规范地解决实践技能问题，完成实践技能操作。学会：指在教师的指导下能初步实施技能操作。

（三）教学建议

1. 本课程依据言语治疗岗位的工作任务、职业能力要求，强化理论实践一体化，突出"做中学、学中做"的职业教育特色，根据培养目标、教学内容和学生的学习特点以及职业考试要求，提倡项目教学、案例教学、任务教学、角色扮演、情景教学等方法，利用校内外实训基地，将学生的自主学习、合作学习和教师引导教学等教学组织形式有机结合。

2. 教学过程中,可以通过测验、观察记录、技能考核和理论考试等多种形式对学生的职业素养、专业知识和技能进行综合考评。应体现评价主体的多元化,评价过程的多元化,评价方式的多元化。评价内容不仅关注学生对知识的理解和技能的掌握,更要关注知识在临床实践中运用与解决实际问题的能力水平,重视职业素养的形成。